U0396066

本书撰写人员

王凤兰　宋　歌　田芙蓉　罗　琼
何振中　程志立　刘燕君

传统医药

非物质文化遗产

保护理论与实践

王凤兰等　著

苏州大学出版社

Soochow University Press

图书在版编目（CIP）数据

传统医药非物质文化遗产保护理论与实践／王凤兰
等著. —苏州：苏州大学出版社,2020. 8
　　ISBN 978-7-5672-3264-8

　　Ⅰ. ①传… Ⅱ. ①王… Ⅲ. ①中国医药学-非物质文
化遗产-保护-研究-中国 Ⅳ. ①R2

中国版本图书馆 CIP 数据核字（2020）第 142717 号

Chuantong Yiyao Feiwuzhi Wenhua Yichan Baohu Lilun Yu Shijian

传统医药非物质文化遗产保护理论与实践

著　　者：王凤兰等
书名题签：倪浩文
责任编辑：倪浩文
装帧设计：刘　俊

出版发行：苏州大学出版社（Soochow University Press）
社　　址：苏州市十梓街 1 号　邮编:215006
印　　刷：镇江文苑制版印刷有限责任公司
网　　址：www.sudapress.com
邮　　箱：sdcbs@ suda.edu.cn
邮购热线：0512-67480030
销售热线：0512-67481020

开　　本：700 mm×1 000 mm　1/16
印　　张：16.5
字　　数：227 千
版　　次：2020 年 8 月第 1 版
印　　次：2020 年 8 月第 1 次印刷
书　　号：ISBN 978-7-5672-3264-8
定　　价：68.00 元

凡购本社图书发现印装错误,请与本社联系调换。服务热线：0512-67481020

诸国本

人类在历史上创造的文化成果无穷无尽，历史文化的积淀异常深厚，给后人留下了丰富的文化遗产。

文化遗产有多种多样的形态和表现形式。物质的、非物质的；有形的、无形的；还有一些兼有或介于物质和非物质之间、有形与无形之间的。例如古籍著作，既是有形之物质，又承载着人们的学术思想和人生经验，乃是无形之物质。联合国教科文组织将《黄帝内经》和《本草纲目》列入了《世界记忆名录》。

非物质文化遗产是人类在历史上存在的各种社会实践、观念表述、表现形式、知识技能以及相关的工具、实物、手工艺品和文化场所。这些表现形式的原生态，主要是口头的、无形的文化现象。它的创意和演绎存在于传承人的头脑之中，极容易随风飘逝，人亡艺息。但必须肯定的是，它是人类文化遗产的组成部分，被社区、群体，有时是个人所认可。

在这个平台上，中医药是什么？中医药包括中医和中药两个部分。是否可以简单地说，中医是非物质文化遗产，中药是物质文化遗产？不能。第一，中医界认为，中医药原来是一个整体，两家不可分割。

它的原创思维、文化价值、医学体系，都根于一。中药分庭独大，是后来的事。特别是受近代学术分科愈分愈细的影响，且跟在西药后面成为庞大产业之后的事。中药"财大气粗"了，"独立门户"了，但它的祖籍没有变。第二，中医、中药既是统一的，又是有区别的。中药既是物质文化，又是非物质文化，因为中药本身包含了丰富的理论思维和制作技艺。第三，从非物质文化遗产的角度看，中医药是中国传统医药的一部分。作为一个整体，与其他民族医药平起平坐，似乎更合理一些。

在当下这样一个全面实现现代化的时代，传统文化受到极大冲击是很自然的。人们为了保护中医药，给中医药（包括传统医药）上了四把保险锁。一是哲学之锁。实践是检验真理的唯一标准，疗效是中医立足之本。二是政策之锁。中西医并重，把中医和西医摆在同等重要的地位。三是法规之锁，制定了《中医药法》。四是保护之锁，把传统医药列入《非物质文化遗产法》。

但中医界对非物质文化遗产保护，并不十分感兴趣。中医界觉得中医药发展形势大好，已经是一个伟大宝库，是打开中华文明宝库的钥匙，是重要的卫生资源。它完全是活态存在，怎么成了"遗产"了呢？说它是"遗产"，岂非掉了身价？而且，中医药博大精深，那些没有文字记载的草根一族，和中医药高等教育早已分道扬镳。更重要的，中医争取和西医平起平坐，首先要挤进"科学"殿堂。院士、教授、研究员、主任医师、主任药师、国医大师，这些职称头衔，比非物质文化遗产"传承人"的桂冠珍贵多了！

但是，在传统医药领域，民族医药和民间医药对非物质文化遗产保护则拭目以待。因为非物质文化遗产保护的重点是口头的、无形的非物质文化，也是传统文化中低微脆弱、容易丢失、最需要保护的部分。这一部分民族医药和民间医药，看上去很美，但在体制内没有什么地位。口头上重视，实际上并不重视。随着一批老草医的逝去，一切都花自飘零水自流了。

但不管怎么说，中医药既是古典的医学科学，又有深刻的理论思维和丰富的人文精神。前者，属于医药卫生领域；后者，属于文化部门。所以在非物质文化遗产讲台上，传统医药是"两栖文化"，由中医药管理部门和文化部门共同管理。我国开展非物质文化遗产保护工作16年来，在传统医药（包括中医药）方面做了大量工作，取得了一定成绩。至少做了三件事情，一是提出"以中医药为代表的中国传统医药是中国人民对生命和健康的认知"，这是一个具有人类学意义的定义和定位。二是建立了传统医药非物质文化遗产保护的范围性框架，也就是为传统医药的非物质文化遗产保护项目搭好了脚手架。三是评审了一批传统医药非物质文化遗产代表性项目，从县级到国家级都有。但还有许多不足。例如在中医药和民族医药、民间医药领域，至今没有做过全面的非物质文化遗产资源普查，底数一直不清。传统医药非物质文化遗产保护方面的理论、经验、规划、保护措施、人物事迹，都少有阐述，少有记录，更少有创见。

王凤兰研究员的这本著作，在中医药非物质文化遗产保护领域应该说是凤毛麟角。这本书不是一朝一夕写成的，是她多年工作的辛苦积累。写成以后，又搁了相当长一段时间，没有机会出版。她约我写序的时候说："这是我多年来从事非物质文化遗产保护工作的研究成果和资料积累，有一部分是对当事人的访谈记录。如果不出版发表，也就无人知道，这些资料也就丢了，以前的功夫也白费了。但我总觉得可惜。"

是的。这些资料丢了，是十分可惜的。如果丢了，后面的人，今后来接这份工作时，又得从头摸索。这些资料，也是一段历史。书里面提到的一些人，如中药炮制代表性传承人王孝涛老师，1928年生人，今年已经 90 多岁。他 1951 年毕业于浙江医学院药科专业，早年从事地道药材的品种质量研究，后来致力于中药炮制技术研究，曾编著《中药炮制经验集成》《历代中药炮制资料辑要》等著作，是中药炮制技术代表性非物质文化遗产项目最早的一位国家级传承人。他晚年健康欠佳，视力极差，把桌子的腿垫高了伏案写作，念念不忘中药饮片的质量问题。他锲而不舍、孜孜屹屹的勤奋工作精神，令人感叹不已。还有国家中医药管理局国际合作司原司长沈志祥先生，是中医药非遗保护工作的先行者之一。2003 年国际《保护非物质文化遗产公约》发表后，首先从外事口引入中医非物质文化遗产保护任务。沈志祥对非物质文化遗产保护的启蒙和理解，比我们早得多。我和他一起参加过非遗项目的评审工作，从他那里学到很多知识。遗憾的是他于前年匆匆谢世了。本书中一些调查资料和访谈记录，均弥足珍贵，实际上也带有抢救性质。出版存世，很有必要，是以为序。

2020 年 3 月 14 日

王凤兰

序 二

传统医药保护已历经 10 余年历程，迄今为止已经有 4 批 130 项传统医药项目进入国家非物质文化遗产名录。作为传统医药非物质文化遗产项目，其内容涵盖甚广，归纳起来主要有三个方面：一是项目的核心思想和理念；二是项目的相应表现形式（包括实物、技艺等）；三是项目存续所必需的人文、自然空间。项目内容既涉及有形的实物，又承载了大量无形思想或理念，以及历史文化、环境要素，使得传统医药项目诸要素的表现形式错综复杂。那么，哪些项目要素才是非物质文化遗产保护的核心所在？怎样才能做到全面保护呢？不但项目传承人在开展保护活动中尚存许多不解的疑窦，多年从事这一方向研究的专家们也颇感困惑。

我于 2005 年即参加了传统医药非物质文化遗产的申报与保护工作，在 10 余年的保护研究实践中，相继涉猎构建专门制度、名录、数据库等方式保护非物质文化遗产。经过多年的研究实践工作，个人认为，构建专门制度、名录、数据库，毋庸置言是非物质文化遗产保护的必要手段；但作为个体的非物质文化遗产项目，从非物质文化遗产保护宗旨出发，需要保护的核心是什么？保护的关键技术又是什么？

要解决这些问题，势必要基于项目类别，深入项目内部，进行个体项目的深层次研究，以解决保护的难题。

2012年至2014年，我主持研究了"传统医药非物质文化遗产立档保护研究"课题，提出"研究性立档"概念。通过深入项目内部的研究性立档，使得保护关键技术问题逐渐明朗起来。传统医药项目作为非物质文化遗产保护的对象，保护的核心在于保护项目的文化内涵和项目承载的"理念"和"思想"，这是非物质文化遗产保护的"根本"和原则所在，只有对"理念"和"思想"加以保护，才能保持非物质文化遗产不断传承发展的生命原动力，并保持项目不发生质的变化，以下详述之。

学术界目前尚未对传统医药非物质文化遗产形成一致性的概念，只有零散研究。主要以诸国本为代表。他从传统医药是文化的组成部分以及非物质文化遗产"有关自然和宇宙的知识和实践"属性认为："中医学作为中华民族具有原创性的医学文化，蕴含着中国古老的文化基因，具有非物质文化遗产的代表性。"

就保护内容而言，"中医药传统知识保护研究"课题组截至2005年统计结果认为，为传统医药遗产内容非常丰富、庞杂，仅中医药文物达20 000余件、中医药古籍有12 124种、传承人有50余万人、药物资源有12 807种、中医有名方剂有90 000余首、医院制剂有15 000余种之多。

非物质文化遗产项目的申报着眼于项目基本信息、项目说明（分布区域、历史渊源、基本内容、相关器具及制品、传承谱系）、项目论证（基本特征、主要价值、濒危状况等）、项目管理、保护计划等五个方面，不仅涵盖了传统医药遗产概念所表述的内容，而且为传统医药遗产保护研究提供了新视角、新思路、新方法，演化出2009年传统医药界"传承人+知识+文化"的申报与研究理念，既体现了遗产类别，又体现了保护主体，即传承人以及传承人与地域文化之间的内在关系，以此构成一个完整的项目。为此，基于保护目的，首先需要对传统医药遗产项目进行分类，并辨析项目的基本类别特征。

传统医药遗产按照来源进行分类，可以分为中医、藏医、蒙医非物质文化遗产等；按照知识起源与传承脉络进行分类，不管是中医、藏医还是蒙医等其他医学，针对内容均可分为生命与疾病认知、炮制技术、正骨疗法、传统制剂方法、针灸、诊法、疗法、老字号、医药卫生民俗等不同类别。基于内容类别的分类，结合"传承人＋知识＋文化"的研究思路，可以使保护落到传承人群体，保护的内容也相对明确，使保护更接近于实施层面，不乏为传统医药遗产保护的一个科学有效途径。

传统医药遗产项目由"项目名称、异称、释名、项目类别、项目属地、项目所在区域以及地理环境、出处、项目持有者、传承谱系、保护单位（国家级代表性传承人）、文化内涵及其外在表现形式、原理、技艺（包括特殊技艺或者是方法）、实物、产品及其相关、其他等16项"内容构成，这是针对整个传统医药遗产项目列表的共性描述。不同类别的项目由于性质不同而各有其独特性，其内容构成要素列表有着同质基础的"类"共性，又与不同质的"类"相互区别，如针灸类别与炮制类别。此外，由于个体项目的核心构成要素具有该项目的基因特质，展示了该项目的特色，故而构成要素自成一体。

基于保护的目的，从个体项目活态传承所体现出来的共性而言，项目列表内容不外两种类型，即"有形"与"无形"。有形是指项目传承过程中所涉及的实物、器具、遗址等；而无形是指承载于实物以及代表性传承人的无形知识。总体而言，其项目构成均由"有形的资源"和"无形的知识"两种形态构成。有形和无形构成一个完整的项目，形成一个完整的需要保护的整体，而又有着不同的保护诉求。

从保护角度而言，基于类别的内容仍然过于庞杂，仍不能解决项目保护的关键技术问题。为此，需要把握个体项目的有形性、无形性特征，并在此基础上进行深层次的内容特征的研究，从而解决项目保护的关键性问题。

作为独立的个体项目，其内容构成具有鲜明的特点，从非物质文化遗产角度剖析，即由文化内涵、项目核心思想以及项目的具体构成要素三个层次组成。项目的文化内涵为第一层。传统医药项目的文化内涵是指承载于项目中的精神价值、思维方式、想象力和文化意识。如具体可以表述为"以人为本""贵生重道""重义轻利"等。这些不同层面的文化思想、观念、价值取向在传统医药非物质文化遗产项目传承中被固化为具有指导意义或导向功能的认知与理念。这种认知和理念是项目构成及发展的精神支柱和灵魂，是传承人的行为准则，是决定项目文化属性的决定性依据。项目的文化内涵依赖这种行为准则和思维模式而得以代代传承发展，而项目因此亦被赋予了不同的文化身份并兼备有一定的社会价值。例如，同仁堂中医药文化内涵中，对医药始终如一的信仰体现道家"贵生重道"观念以及儒家社会责任意识，"质量第一、诚信经营"的企业行为准则体现了"以人为本"与"重义轻利"的价值取向、见利思义的美德。夏氏丹药制剂技艺中，丹药经过"火力烹养"而具有"有一阳在中""君臣俱具，父子固全"的特征，体现了道家"宇宙生命生化"观点，即"宇宙生命为混沌一气"的观念。

项目的核心思想具体体现于项目的生命观、疾病观、养生观、治疗观、用药观、制药观等，被视为项目的第二个层次。中医生命观、疾病观、药物观等核心思想是传统医药项目源起与传承的核心思想，是项目代代相传、历久弥新的根本；是项目在围绕生命的自然生长和生命的维护以及与疾病平等相处、求取平衡过程中所产生的一些核心思想；也是医疗技术不断创新的源泉所在。

项目的构成要素为第三层，主要是指参与或影响传统医药遗产项目整体传承的所有相关因素，主要由核心要素、主体要素以及外围要素构成。文化内涵以及核心思想属于"道"的层面，而后一层属于"术"之范畴，道与术的完美结合，构成了一个完整的项目。

作为独立个体的非物质文化遗产项目，着眼于保护的最终目标，研究认为，项目由核心要素、主体要素、外围要素构成，我们称之为项目的三要素。

核心要素是指描述该项目主体内容的系列要素之中，对项目整体（活态）传承起决定性作用的一个或数个关键要素。这些要素的组合体现了该项目的本质特征，因而能够确保本项目的基本核心内涵不发生变异，是决定该项目的根本性指针。如"夏氏炼丹术"的核心要素是确保烹炼白降丹过程顺利进行，并获得优质、能够运用于临床的丹药，因此，丹方、烹炼火候、去火减毒是夏氏炼丹术的核心要素。丹方是烹炼白降丹的最基本要素，其中凝聚着历代医家以及白降丹制作技艺传承人的独特炼制技艺与用药经验；烹炼火候是白降丹炼成与否以及质量好坏的关键，火候把握不好则成丹量少或者丹药质劣不堪使用；去火减毒是丹药能否运用于临床的必要步骤，"火毒"太烈则会造成受药者各种副作用，如中毒、剧烈疼痛等。

主体要素是指描述该项目主体内容的系列要素。主体要素可以反映项目类别和项目之性质，又被称为一般要素。主体要素因不同类别主体要素而有差异。如就中药炮制技艺而言，主体要素主要有炮制仪式、炮制原理、炮制原料、炮制辅料、炮制法、辅料配比法、火候、传统质量鉴定方法等；中医制剂项目其主体要素有制剂仪式、制剂处方、制剂原理、制剂原料、制剂辅料、制剂方法、火候、成品及加工技术等。

外围要素是指该项目主体内容之外的相关要素，其具体内容主要包括保护主体单位、申报人、传承人以及保护单位等基本信息，还包含人文自然环境要素等，这些要素对于项目整体保护或者活态传承存在一定影响。

核心要素、主体要素、外围要素三类要素构成项目的核心圈，即以核心要素为内核，一般要素为主体要素圈，圈的外围分布着一些与项目相关的外围要素，构成项目的三要素。其中，各要素之间具有明显的系统相关性与层次性特征，前者指要素之间存在着相互影响、环环相扣的逻辑关系；后者指各要素在整体（活态）传承中的地位与作用，以此又可以称之为核心层、主体层、外围层。其中，核心层由核心要素组成，主体层由一般要素组成，外围层由外围相关要素组成，以此展示出各要素在项目的活态传承中的重要性以及展现其对项目生命力的不同贡献。

本研究认为传统医药非物质文化遗产项目保护的关键在于通过项目的"有形性"和"无形性"认识，把握个体项目深层次特征，即前述的三层次、三要素。传统医药项目的"文化内涵"是项目构成的核心内容，这种核心内容在项目传承中被固化为具有指导意义的文化思想、观念和价值取向，决定项目的文化属性。"生命观、疾病观、养生观、治疗观、用药观、制药观"等核心思想是项目传承的主要内在动力；缺乏核心思想的项目即是失去"基因"烙印的项目，而只留下技术的外壳，没有长久的生命力。技术可以被取代，而核心思想只有不断被丰富，这就是基于传统的创新；核心思想的取代意味着项目本质发生的变化。所以，保护的本质并非只针对技术，而首先是保护理念，这就是项目保护的基本理念与原则。值得注意的是，非物质文化遗产保护强调在活态传承中予以保护，由于每个项目都有其特殊性，要素的属性会随着项目的需求发生变化，即存在一定程度的三要素层级相互转化关系。如水是各类制剂技艺的基础，属于环境要素，一般属于外围要素。但在东阿阿胶制剂技艺中，"东阿地下水"则作为原材料之一，也是制成道地东阿阿胶的关键，因而由外围要素变成核心要素。不同项目之中相同内容的要素由于其所起的作用或影响不一样，其要素属性也会发生变化。又如，怀地黄是龟龄集制作技艺中二十八种主要原料之一，属于主体要素；而在四大怀药的种植和炮制技艺之中，乃是道地药材与最主要原料之一，也是炮制对象与依据，因而属于核心要素。故而，保护首先需要研究类别构成要素，在此基础上更要深入研究个体项目的具体内容，保护的核心要素亦会随之发生变化。所以，在法律保护及实践传承活动中，又要时刻关注三层次中某些要素的角色转化，如此，体现了动态保护的核心要旨并谋求长远保护的理念。

2020 年 6 月 1 日

目 录

传统医药非物质文化遗产保护理论与实践

第一章　传统医药非物质文化遗产概念及分类

第一节　相关概念的辨析

一、传统医药

　　"传统医药"概念一直未进行法律上的界定。我国《宪法》第21条指出："国家发展医疗卫生事业，发展现代医药和我国传统医药"，将传统医药视为我国医疗卫生事业的重要组成部分。世界卫生组织在2008年关于《传统医药》的实况报道中，将传统医药定义为"维护健康以及预防、诊断、改善或治疗身心疾病方面所使用的以不同文化固有的理论、信仰和经验为基础的知识、技能和实践的总和"[①]。剖析这个定义，一个显著的特点是概念中不仅谈到了理论，还谈到了信仰，与《中国大百科全书》将传统医学定义为"中华民族在长期的医疗、生活实践中，不断积累，反复总结而逐渐形成的具有独特理论风格的医学体系"概念相比较，涵盖的面更为宽泛，不仅包括了那些以口耳相传的知识，而且较前者更为反映传统医药的本质，更加具有客

---

① 世界卫生组织《传统医学》实况报道第134号（2008年修订）.

观化、本土化的特征。此外，《中国大百科全书》还将各个民族的医学并列相称，如将藏族医学、蒙古族医学、维吾尔族医学等少数民族医药视为不同的医学体系而独立称谓，并将"中医"称为"汉族医学"①，认为"中医药"是"传统医药"的一个组成部分，中医药与各民族医药等同，意味着传统医药的分类应该是以各民族为医学分类的主要参考指标。有的学术团体研究认为，"传统医药"等同于"中医药"②，认为"中医"是"中国传统的医学"，"中医"又被称为"国医"，是中国传统医学之俗称。进而认为中医药是一个广义的概念，包括各民族医药。以上，针对传统医药所下的定义的主要分歧体现在传统医药的范畴大小，由于所指范畴不同，传统医药的主体相异，从保护的角度而言，作者认为后者更容易实现谁创造、传承、保护以及谁受益这样的保护理念，使传统医药的传承和发展更加符合客观实际。根据《非物质文化遗产法》概念的内涵，其所指的"传统医药"概念应与我国《宪法》以及世界卫生组织的定义、《中国大百科全书》所指的概念相一致。

基于非物质文化遗产保护理念，世界卫生组织在定义的内涵，即文化属性和信仰方面与非物质文化遗产概念有一致的认同；而《中国大百科全书》的定义则在传统医药保护和可持续发展方面有不可替代的作用。

二、非物质文化遗产

联合国教科文组织《保护非物质文化遗产公约》（以下简称《公

---

① 中国大百科全书·中国传统医学 [M]．北京：中国大百科全书出版社，1992：1.
② 胡晓峰，顾漫．对"中医药法"名称的探讨与建议 [N]．中国中医药报，2012-11-13.

约》）的"非物质文化遗产"概念是："指各社区、群众，有时是个人，视为其文化遗产组成部分的各种社会实践、观念表述、表现形式、知识、技能以及相关的工具、实物、手工艺品和文化场所。这种非物质文化遗产世代相传，在各社区和群体适应周围环境以及与自然和历史的互动中，被不断地再创造，为这些社区和群体提供持续的认同感，从而增强对文化多样性和人类创造力的尊重。"同时，规定"非物质文化遗产"包括以下几个方面：① 口头传统和表现形式，包括作为非物质文化遗产媒介的语言；② 表演艺术；③ 社会实践、仪式、节庆活动；④ 有关自然界和宇宙的知识和实践；⑤ 传统手工艺。并且，本公约将名录分为两类，一类是人类非物质文化遗产代表作名录；另一类是急需保护的非物质文化遗产名录。可见，前者主要是指有突出价值的非物质文化遗产，而是否是急需保护的并不作为主要参考指标；后者则直接指向面临消亡的非物质文化遗产。

根据非物质文化遗产概念，作为非物质文化遗产具备了世代相传性特征、被不断再创造特征以及持续认同感特征。2011 年 6 月 1 日，我国公布并实施了《非物质文化遗产法》，第 2 条第 1 款规定：本法所称非物质文化遗产，是指各族人民世代相传并视为其文化遗产组成部分的各种传统文化表现形式，以及与传统文化表现形式相关的实物和场所。包括：① 传统口头文学以及作为其载体的语言；② 传统美术、书法、音乐、舞蹈、戏剧、曲艺和杂技；③ 传统技艺、医药和历法；④ 传统礼仪、节庆等民俗；⑤ 传统体育和游艺；⑥ 其他非物质文化遗产。该法明确了传统医药属于非物质文化遗产范畴，这是国家首次在法律层面对传统医药除了具有医药卫生属性以外，尚具有文化遗产属性的认可。

三、传统医药非物质文化遗产

学术界目前尚未对传统医药非物质文化遗产形成一致性的概念，只有零散的一些研究。如诸国本在《传统医药与非物质文化遗产保护》文章中谈到传统医药与非物质文化遗产二者之间关系时，主要从传统医药是传统文化的组成部分为切入点，从而得出"传统医药作为非物质文化遗产的一部分"的结论。[①] 此外，诸国本根据非物质文化遗产"有关自然和宇宙的知识和实践"属性认为，"中医学作为中华民族具有原创性的医学文化，蕴含着中国古老的文化基因，具有非物质文化遗产的代表性"。[②]

"中医药传统知识保护研究"课题组于 2004 年曾参照国际"传统知识"定义方式，对中国传统医药进行了如下定义：中国传统医药是基于中华传统创造的、世代相传的、有价值的医药卫生知识，同时包括了由该领域中智力活动所产生的革新和创造。中国传统医药知识可以文字、语言、声音、图像、符号、标志、名称、姿态、动作等方式存续和表达，又承载于医药文献、医药文物、医疗器具、传承者等，其与社会文化背景、生态环境、动植矿物资源等密切相关。[③] 比照非物质文化遗产概念的几个特征，即世代相传性特征、被不断再创造特征以及持续文化认同特征，传统医药符合非物质文化遗产的内涵和外延的阐述。非物质文化遗产强调的是一种智力成果和文化内涵，中国传统医药知识强调的是"有价值的医药卫生知识"，二者并不矛盾，

---

① 诸国本. 传统医药与非物质文化遗产保护 [J]. 中央民族大学学报（自然科学版），2011，20（03）：49-50.

② 诸国本. 传统医药与非物质文化遗产保护 [J]. 中央民族大学学报（自然科学版），2011，20（03）：49-50.

③ 柳长华，等. 中医药传统知识保护研究报告 [R]. 2005，29.

中国传统医药的构成要件也可作为非物质文化遗产的构成要件，该概念适用于传统医药非物质文化遗产概念，笔者认为可视为传统医药非物质文化遗产的概念。

此外，传统医药非物质文化遗产还具有以下特征。

主体和受众群体的持续文化认同感特征。传统医药是中华民族的瑰宝，承载着中华民族的文化传统，传承主体对传统医药的传承不仅有持续的文化认同，更重要的是具有自豪感和责任感。受众群体的文化认同是传统医药产生、发展和不断创造的土壤，世界上凡是有华人的地方就有传统医药的传承和传播。丰富的中医药传统知识，无论是理论体系还是实践经验，抑或是小到一个具体的知识，均与中华文化息息相关，"打着鲜明的中华民族传统文化的烙印"①。在长期的实践活动中，形成了传统医药特有的认识人体生命与疾病的认知方法和知识，以及与之相适应的一些诊断和治疗技术。这些知识被一代一代人继续下来，并不断得以承传和发展，其中主要原因即是文化认同。

在传统医药领域，传统医药与文化相关的概念非常多，如"传统医药文化""传统中医药文化""中国传统医药文化""传统文化与医药""保护中国传统医药文化""中国传统养生文化""传统医药民间文化""传统中医药文化精华"等。因此，世界卫生组织给传统医药所下的定义是"以不同文化固有的理论、信仰和经验为基础的知识、技能和实践的总和"，反映了其文化认同。

项目的活态传承性特征。"中医药传统知识属于传统知识的范畴"②，"传统知识的核心在于'基于传统的'，'基于传统'是指知识体系、创造、革新和文化表达具有世代相传、属于一个特定人群及所

---

① 柳长华，等．中医药传统知识保护研究报告［R］．2005，36．
② 柳长华，等．中医药传统知识保护研究报告［R］．2005，36．

在地域且随着环境的变化经常在发展的特征"①。"中医药传统知识是中华民族世代传承的医药卫生知识,其创造、发展、保存、传播都发生于'传统'的背景之中。从知识的累积过程来看,'传统'绝非一个'过去'的概念,它体现了一种过去、现在与将来之间不可割裂的联系"②。

传承群体的代代传承性特征。非物质文化遗产概念表述中的主体分类主要是指"社区、群众,有时是个人",与传统医药的传承主体分类一脉相承。《中医药师承教育制度研究报告》指出,传统中医师承的基本形式主要是"家传""拜师""私淑"三种传承的模式。③ 其中"家传"是指家族内部传承的学习方式,如南北朝时期徐氏家族的"八世家传";"拜师"是指老师和学生之间并无家族关系,而是通过拜师的方式明确师徒关系进行跟师学习的方式,如扁鹊师从长桑君,子仪、子阳、子豹又师从扁鹊,华佗也是扁鹊"齐派"的传人;"私淑"是自学与师承相结合的方法,典型的案例如张子和私淑于刘完素等。

传统医药除了具备以上的特征以外,还具备以下的特征。

首先,传统医药具有主客相融、高度文献化特征④。传统医药所具有的系统完整性特征说明中国传统医药知识自身的密切不可分割性、认识主体和客体的相融不可分割性,同时也具有和自然生存环境的相融和不可分割性特征。我国仅中医药文献就达近万种,与其他国家的靠口耳相传的医药知识有着本质区别。

---

① 柳长华,等.中医药传统知识保护研究报告 [R].2005,32.
② 柳长华,等.中医药传统知识保护研究报告 [R].2005,32.
③ 山东省,等.中医药师承教育制度研究报告 [R].2010,3.
④ 王凤兰.谈中医药非物质文化遗产保护的几个学术问题 [J].南京中医药大学学报,2007,(4):198-200.

其次，传统医药是一种活态不断创造价值的医药卫生知识，有别于其他非物质文化遗产。传统医药拥有完整的理论体系，丰富的实践经验。拥有万种古籍，12 807 种药用资源，9 万个经典古方和大量的民间验方，丰富的诊疗方法以及名老中医学术思想与经验技术。这些不仅承载着丰富的中医药文化，而且是有效的医疗保障之一。它是我国医疗卫生事业的组成部分，深受民众欢迎。尤其在疫病的防治方面显示出巨大的潜力，具有潜在的经济价值。因此，中国传统医药显示出明显的与其他非物质文化遗产的不同，是我国优秀的文化资源、重要的卫生资源、优势的科技资源、有潜力的经济资源，而且是我国自主知识产权创新的优势资源。

四、传统医药非物质文化遗产保护

《非物质文化遗产公约》中"保护"是"指确保非物质文化遗产生命力的各种措施，包括这种遗产各个方面的确认、立档、研究、保存、保护、宣传、弘扬、传承（特别是通过正规和非正规教育）和振兴"。

我国 2011 年公布的《非物质文化遗产法》第 3 条规定出现了"保存"和"保护"两个表述，并将"保存"列举为"认定、记录、建档等措施"，将"保护"列举为"传承、传播等措施"。官方解释认为该法将"保护"的内涵界定为"传承、传播"行为属于狭义的定义。①

关于传统医药非物质文化遗产保护概念的研究论文比较有限，目前仅见于早期从事传统医药知识研究的部分专家学者，主要有诸国本、柳长华、马治国、宋晓亭、王凤兰、田芙蓉等学者。就论文内容

① 信春鹰．中华人民共和国非物质文化遗产法解读［M］．北京：中国法制出版社，2011：25.

而言，主要是从非物质文化遗产保护的制度建设以及基于非物质文化遗产特征的技术保护为切入点加以研究的，尚不成熟，有待结合国际上传统知识以及非物质文化遗产保护的概念和经验进行继续探讨，逐步完善。

第二节　传统医药非物质文化遗产分类

一、传统医药非物质文化遗产二分法

传统医药的非物质文化遗产由两部分组成，即实物资源和非物质资源构成的。实物资源与非物质资源相互依存，构成一个完整的整体。主要内容如下。

① 中国传统医药文物（现存 2 万余件，如马王堆出土的 14 种医书、满城汉墓的金银医针）；

② 中国传统医药古籍（我国各地图书馆现藏 12 124 种）；

③ 中国传统医药图谱（黄龙祥《中国针灸史图鉴》统计针灸图谱 216 套，据《中华本草》统计现存主要本草著作有药物图谱 8 534 套，其他文献中的中国传统医药图谱数量巨大）；

④ 中国传统医药器物（针灸类器物、外科类器物、医疗与教学模型、行医器具、制药用具等各种医疗器物）；

⑤ 人物（《中医人名辞典》统计历史人物 10 500 人，2003 年统计我国中国传统医药教育、医疗和科研人员 50 余万人）；

⑥ 中国传统医药基础理论（如阴阳五行、脏腑、经络、气血津液、病因病机、辨证诊断、治则、治法等理论知识）；

⑦ 中药（1 万多种的药物资源、药物知识和技术，如炮制技

术等）；

⑧ 中医方剂（见于专门辞书的 90 000 余个）；

⑨ 中医养生保健（养生理论和养生方法）；

⑩ 疾病（如《黄帝内经》《伤寒论》的记载；隋代巢元方《诸病源候论》记载 67 门 1 720 种病候）；

⑪ 针灸（文献有西晋皇甫谧《针灸甲乙经》等，疗法包括腧穴、经络、刺法等）；

⑫ 疗法（如导引、心理、食物、推拿、正骨等）；

⑬ 特殊标记（如基于扁鹊、华佗、张仲景、李时珍等人名的，基于人参、当归等药名的，基于针灸铜人、针具、葫芦、串铃等图谱、图案、器物的，基于传统药铺名称的同仁堂、达仁堂、胡庆馀堂等，基于传说的杏林、青囊等）。

二、传统医药非物质文化遗产基于知识分类法

如何将具有复杂特征的传统医药用更为简洁的方式表达出来，以回答保护什么的问题，知识分类必须先行。以知识分类为切入点，将知识的创造者、传承人和传承的知识以及文化价值有机地联系起来，最终形成一类一类知识的传承脉络体系，只有这样，才有利于将项目保护落实到位。为此，项目分类实质是依据知识分类而形成的。

学术界目前公认的传统医药知识分类是 8 大知识分类，依次为生命知识、养生知识、疾病知识、诊法知识、疗法知识、针灸知识、方剂知识、药物知识。2006 年，中医药申报国内第一批非物质文化遗产名录时，基本上采用了以上的分类，成功申报了中医对生命与疾病的认知方法、中医诊法、中药炮制技术、中医传统制剂方法、针灸、中医正骨疗法等 6 个项目，这 6 项基本上涵盖了中医药的精髓。首次在

全国将中华民族几千年来形成的生命健康、疾病观念、治疗观念以认知方法加以申报，不能不说是整个中医界申报的亮点，其根源即在于传统医药有一个基于知识的分类体系。

我国《宪法》第21条规定："国家发展医疗卫生事业，发展现代医药和我国传统医药。"而《中国传统医学》卷将传统医学定义为"中华民族在长期的医疗、生活实践中，不断积累，反复总结而逐渐形成的具有独特理论风格的医学体系"，并指出，中国传统医学是中国各民族医学的统称，主要包括汉族医学、藏族医学、蒙古族医学、维吾尔族医学、朝鲜族医学、壮族医学、傣族医学、彝族医学，以及苗族、畲族、鄂伦春族等民族医药。① 陈世奎、蔡景峰研究提出我国传统医药主要包括中医药（汉医药）、藏医药、蒙医药、维医药、傣医药、朝医药、壮医药、彝医药、哈医药、回医药、瑶医药、苗医药、土家医药以及其他民族医药。② 据此，此次项目分类不分民族医药还是中医药，按照知识的类别加以分类，为此形成以下分类体系。

（1）生命与疾病的认知

（2）炮制技术

（3）正骨疗法

（4）传统制剂方法

（5）针灸

（6）诊法

（7）疗法

（8）老字号

---

① 中国大百科全书·中国传统医学［M］. 北京：中国大百科全书出版社，1992：1.

② 陈世奎，蔡景峰. 中国传统医药概览［M］. 北京：中国中医药出版社，1997.

第二章 传统医药非物质文化遗产保护方法及技术

第一节 保护方法

一、积极申报项目进入名录体系予以保护

1. 名录、清单、项目

田芙蓉在《传统医药非物质文化遗产保护制度研究》中对"名录"进行了界定。指出：《公约》中有关名录的英文术语主要有三个，一是 List，二是 Inventory，三是 Element；官方中文译本对应的中文术语分别为名录、清单和项目。根据《公约》第三章和第四章的规定，名录是指国际保护层面的项目列表；而清单则是指国家层面的项目列表。[①] 在名录、清单、项目三者之间，名录和清单是专有名词，出现在《公约》文本中；而项目这个称谓是一个比较宽泛的概念，指描述对象的列表。因此，项目是名录和清单的本意，进入国际保护层面的项目列表则称为名录；进入国家层面的项目列表则被称为清单。

我国《非物质文化遗产法》使用"名录"表述国家层面的项目列

---

① 田芙蓉.传统医药非物质文化遗产保护制度研究［R］.2011，49.

表，为此，在我国所指的名录，实际上是指国家级和省级、市级、县级非物质文化遗产的项目列表。我国并非是根据名录、清单来区别国际或者国家级项目，而是直接称之为"国家级名录""省级名录""县级名录"，将名录的级别直接以国家、省、市、县这样的行政设置冠在名录前以区分项目的级别。但无论是国家级、省级、市级还是县级，只要是政府公示的项目，无论政府是哪级政府，这些项目一旦被公示，均可以称为"名录"，于是在一定区域具有了身份地位，并受到当地或者国家的认可和保护。如委内瑞拉的法律明确规定，纳入名录的项目受到文化遗产法的法律保护。其实质是将原来不受保护的传统知识纳入了法律保护范畴。在我国，保护是以非物质文化遗产名录为基准的，只有进入非物质文化遗产保护名录的项目才能受到非遗法的保护。因而，对于传统医药非物质文化遗产项目持有人而言，需要积极申报县级、市级、省级以及国家级的非物质文化遗产代表作名录，以使项目进入名录保护体系，进而受到政府的认可、援助，最终达到受保护的目的。此外，由于非物质文化遗产名录项目保护内容不仅包括传统知识，还包括与非物质相关的实物与场所，因而对传统医药非物质文化遗产的保护而言，整体保护更具深远意义。

国家四级名录体系是一个动态的保护体系。联合国《公约》中第十二条"清单"中指出，为了使其领土上的非物质文化遗产得到确认以便加以保护，各缔约国应根据自己的国情拟定一份或数份关于这类遗产的清单，并应定期加以更新。

我国 2003 年加入《非物质文化遗产公约》，成为缔约国之一。在 2005 年第 42 号国务院文件第四项"积极推进非物质文化遗产保护"中指出，第一要开展非物质文化遗产的普查工作。全面了解和掌握非物质文化遗产资源的种类、数量、分布状况、生存环境、保护现状及存在的问题。

18号文件"国务院办公厅关于加强我国非物质文化遗产保护工作的意见"第三项"建立名录体系,逐步形成有中国特色的非物质文化遗产保护制度"下指出:要通过制定评审标准并经过科学认定,建立国家级、省级、市级、县级非物质文化遗产代表作名录体系。

2011年6月1日《非物质文化遗产保护法》开始实施。第二条本法所称非物质文化遗产,是指各族人民世代相传并视为其文化遗产组成部分的各种传统文化表现形式,以及与传统文化表现形式相关的实物和场所。包括传统技艺、医药和历法;首次明确将传统医药纳入非物质文化遗产保护范畴中。

该法第四章"非物质文化遗产的传承与传播"第三十一条"非物质文化遗产代表性项目的代表性传承人应当履行下列义务","非物质文化遗产代表性项目的代表性传承人无正当理由不履行前款规定义务的,文化主管部门可以取消其代表性传承人资格,重新认定该项目的代表性传承人;丧失传承能力的,文化主管部门可以重新认定该项目的代表性传承人",首次在法律文件中明确了传承人的退出机制;而在第三章"非物质文化遗产代表性项目名录"下第二十七条指出,国务院文化主管部门和省、自治区、直辖市人民政府文化主管部门应当对非物质文化遗产代表性项目保护规划的实施情况进行监督检查;发现保护规划未能有效实施的,应当及时纠正、处理。

文化部《关于加强国家级非物质文化遗产代表性项目保护管理工作的通知》(文非遗发〔2011〕38号))中,加强监督检查,实施国家级代表性项目的动态管理条文下阐述曰:"要加强对国家级代表性项目保护工作的管理,进一步完善国家级代表性项目的检查、监督、奖励和退出机制,维护国家级代表性项目名录的严肃性、权威性。"为此"建立警告、退出机制"。在此条文下阐述曰:"国家级代表性项目因保护不力或保护措施不当,导致项目存续状况恶化或出现严重问题的，一经查实，文化部将对国家级代表性项目申报地区（单位）和项目保护单位提出警告和限期整改要求，并向社会公布。因整改不力，该国家级代表性项目状况仍未得到明显改善的，文化部将取消项目保护单位资格，收回国家级代表性项目标牌，对项目申报地区（单位）进行通报，并向社会公告。"

据此，国家所建立的名录保护体系是一个动态的保护体系，该体系有利于国家政府部门对名录项目的监督和管理，督促项目保护单位和代表性传承人对项目的保护与传承。

2. 名录的申报分濒危和有价值两个方面

在《公约》的第十六条指出，为了扩大非物质文化遗产的影响，提高对其重要意义的认识和从尊重文化多样性的角度促进对话，委员会应根据有关缔约国的提名编辑，更新和公布人类非物质文化遗产代表作名录。并且，《公约》将名录分为两类，一类是人类非物质文化遗产代表作名录，另一类是急需保护的非物质文化遗产名录。可见，前者主要是指有突出价值的非物质文化遗产，而是否是急需保护的并不作为主要参考指标；后者则直接指向面临消亡的非物质文化遗产，所指的是急需保护的非物质文化遗产。

传统医药非物质文化遗产是海量的，但哪些是需要首先予以保护的？根据联合国教科文组织的文件精神，需要将保护定位在两个方面。一是针对那些有价值的，二是针对濒危的传统知识。这些有价值的或者是濒危的传统知识，依据持有人群体的不同，归属于不同的保护群体。目前，在传统医药界，非物质文化遗产项目持有人一般分为个人持有、群体持有、国家持有；群体持有的类型可以是一个学术研究机构、某一个学术团体或者是某一个家族为主的形式。但无论是个人持有还是群体持有，或者是国家持有，如果不申请进入国家的四级保护名录体系，均不能被纳入非物质文化遗产领域的保护范畴。作为持有人，均要采取积极的态度，申报进入国家的四级名录保护体系。

针对《公约》中所指出的有价值和代表性两种不同的非物质文化遗产，传统医药界需要更进一步研究和思考这样的问题：在传统医药界，是否存在濒危的急需保护的非物质文化遗产？这些遗产有多少，传承又怎样？事实上，多年以来，民间广泛流传着一些特殊的治疗技术、独特的诊疗方法，但由于得不到政府的认可，加之传承人年事已高、待遇不高，存在传承乏人等尴尬境遇，这些具有多样性的非物质文化遗产项目濒临着失传的危险。近些年来，传统医药的非物质文化遗产申报与保护已经偏离了非物质文化遗产保护初衷，保护仍然处于"锦上添花"的多，而离"雪中送炭"还有距离。

二、构建数据库保护

1. 构建数据库是国际传统知识保护通行的做法

对于传统知识的持有人或者是管理者而言，能够将传统知识不断地继承并获得世界的公认，且在人们的商业利用中能够获取利益是他们的愿望。而该愿望的实现，则需要在先知识的确定。为此，国际上对保护传统知识普遍提出要求——"披露来源"，而传统中医药知识"海量"的内容与悠久的历史使这一要求难以实现。阿根廷卡洛斯·科亚（Carlos Correa）教授认为，这个体系应该是"一个防止非法占有的体系"；《生物多样性公约》（CBD）研究报告中将之称为"传统知识登记册"，他们的目的是"促进在先技术的确定和获取"。而所谓的"知识登记册"则是指"有条理的资料汇编或文献，通常采取数据库的形式。这些登记册是土著民族和地方社区编制的，其目的是扶助和保护传统知识"。而对于建立的传统知识保护体系，世界知识产权组织政府间委员会（WIPO-IGC）在《传统知识保护的政策目标和核心原则》中对于"事先知情同意原则",则是这样要求的,即"事先知情同意原则的适用措施和机制,对于所有相关的持有和管理人,特别是对传统知识持有人,都应当是易懂、适当和不繁琐的"。国际上,率先将传统知识数字化并使之形成传统知识数字化图书馆的是印度,印度已经将图书馆在线开放,同时也积极向南亚及世界各国推广他们的经验。

英国研究报告建议"应当尽快将目前正在创建的传统知识数字图书馆纳入专利机关的最基本研究文件清单,从而确保这些机关在处理专利申请时能够考虑这些图书馆中包含的数据。在决定是否将传统知识纳入数据库时(将传统知识纳入数据库的标准),应当重点考虑传统知识持有人的意见,他们有权从这些信息的商业利用中获取利益"。国际上《生物多样性公约》缔约方大会第Ⅵ/24号文件要求缔约方和各国政府"在知识产权申请中鼓励公开关于生物多样性的保护和持续利用相关的土著和地方社区的传统知识、创新和实践"。应《生物多样性公约》缔约方大会的要求,世界知识产权组织编写了"关于与遗传资源和传统知识有关的公开要求问题的技术研究报告草案"。将传统知识数据库进行了定位,阐述了传统知识数据库的建设目标和作用。世界知识产权组织政府间委员会则从第四次会议开始,每次会议都将数据库和登记问题列入议程。

2. 构建传统医药非物质文化遗产数据库,实现源头保护

国务院办公厅在国办发〔2005〕18号《关于加强我国非物质文化遗产保护工作的意见》中强调指出:要认真开展非物质文化遗产的普查工作。要将普查摸底作为非物质文化遗产保护的基础性工作来抓,并且强调指出:全面了解和掌握各地各民族非物质文化遗产资源的种类、数量、分布状况、生存环境、保护现状及存在问题……对非物质文化遗产进行真实、系统和全面的记录,建立档案和数据库,在此基础上建立非物质文化遗产代表作名录体系。

中国传统医药的非物质文化遗产以文字、语言、声音、图像、符号、标志、名称、姿态、动作等方式存续和表达。文字与语言如脏腑、阴阳、五行、精、气、神、虚实、寒热、四气、五味等；声音如祝由、与病人的交谈、心理疗法等；图像如五脏六腑图、经络图、内景图、舌诊图等；符号以及特殊标记如基于人名的、基于药名的、基于方名的、基于图谱的、基于某些特殊理论的、已形成的传统药铺名称以及传说等；姿态与动作如按摩推拿特有的姿势和动作。以这些方式存续和表达的传统医药，一种以古籍整理的形式不断传承和发展，还有一种是活态的传承人在临证实践中不断承继和丰富着这些知识。传统医药的非物质文化遗产数据库建设包括两部分内容，一部分是将留存的万余种古籍，按照非物质文化遗产保护的目标有目的地解析标引，按照知识分类的方式构建，最终形成按照朝代先后顺序、传承人和增加的知识构成的一个一个项目组建的数据库；此外，一直流传于民间、更容易濒危的传统医药经过逐级的普查，建立档案，并基于知识分类的构思形成数据库，实现源头保护和整体保护。

数据库保护首先是实施源头保护的有效方法，通过构建数据库的过程，理清传统医药知识发生、发展，知识累积的全过程，展示这些知识的所属权即知识的创始人以及传承者脉络体系，为知识保护、项目保护确权、惠益分享、传承主体的责权利提供证据和法律实施依据。

三、构建专门制度

中医药传统知识专门保护法，是指与现行知识产权制度相区别的、专门用于保护中医药传统知识而建立的法律法规。为了对抗对传统知识日益严重的"不当占有"，以及承认价值、促进尊重、赋予权利、惠益分享等问题，是用现有知识产权保护还是建立专门的保护制度？这是新一轮知识产权谈判的热点。发达国家与发展中国家各持不同的态度，而且在短期内难以达成有约束力的国际条约。因此，国家应以积极的态度采取措施，通过制定专门保护法，来保护我国中医药传统知识这一特有的长项，待取得实践经验以后，推动和争取国际上对传统知识保护制度的建立。[1]

国际组织如生物多样性公约组织，知识产权与遗产资源、传统知识、民间文艺政府间委员会以及一些发展中国家等，对传统知识保护问题的研究已取得实质性的进展。一致的意见认为，在取得国际上的保护之前，首先必须建立国内法。印度、巴西、泰国等国家已经相继建立起保护本国传统知识的专门法，这为我国制定中医药传统知识专门保护制度提供了借鉴。

保护制度是推进传统医药非物质文化遗产保护工作的关键问题，解决的是"怎么保护"这一重大问题。保护制度与保护名录两者相辅相成，共同构成传统医药非物质文化遗产保护体系。制度研究指导保护名录的编制，也凭借保护名录发挥作用；保护名录作为法律副本，推动保护制度落实；同时保护名录编制工作也必须有制度考量，以保护制度为指导。

目前，保护制度方面的研究梳理了非物质文化遗产、传统医药相关国际组织的相关工作进程，比较了其术语及工作进展，通过对非物质文化遗产传承人相关国际规范与国内实践的比较研究，提出传承人的认定标准与权利义务等内容，并通过历史分析等方法研究我国传统医药代表性项目的法定分类，借鉴国际经验，在深入分析我国传统医药文献的基础上研究了我国传统医药代表性项目的保护构成要件、项

---

① 田芙蓉. 传统医药非物质文化遗产保护制度研究［R］. 2011, 65.

目保护内容、保护方式、保护主体等关键问题。

历经十年，我国《非物质文化遗产法》于 2011 年 2 月 25 日通过，并于 2011 年 6 月 1 日实施，该法的颁布实施为我国非物质文化遗产的法律保护提供了基本法依据，标志着我国非物质文化遗产保护制度的建立。然而，我国传统医药法律法规保护的现状仍不容乐观，如何适用非遗法加强传统医药保护，促进传统医药的传承和发展成为急需研究的一个重要课题。

2005 年 3 月，国务院办公厅发布了《关于加强我国非物质文化遗产保护工作的意见》（国办〔2005〕18 号）；2005 年 12 月，国务院发布《关于加强文化遗产保护的通知》（国发〔2005〕42 号）；2006 年 12 月，文化部发布《国家级非物质文化遗产项目代表性传承人认定与管理暂行办法》（文化部令第 45 号）。这些文件不仅表明了中国政府对非物质文化遗产保护工作的高度重视，而且是我国非物质文化遗产保护工作的政策法律依据，并据此建立了我国国家级代表性项目名录制度和代表性传承人制度。

第二节　保护技术

一、立档保护技术

1. 立档的概念

针对非物质文化遗产而言，立档这个专有名词首次出现在《公约》第三条。"保护"指采取措施，确保非物质文化遗产的生命力，包括这种遗产各个方面的确认、立档、研究、保存、保护、宣传、弘扬、承传和振兴。"保护"的九种含义中将"立档"放在"确认"之后，"研究"之前，从这点而言，立档实则即是建立档案。

"档案"一词来源于清初。"档"字为汉语固有词汇，《正字通》：俗谓横木框档。本义上是指器物上用以分格或撑的横木条。用横木间隔，存放案牍，再将"档"与"案"结合称之为"档案"。我国古代的档案，在各个朝代有着不同的称谓。商代称为"册"，周代谓之"中"，秦汉称作"典籍"，汉魏以后谓之"文书""文案""案牍""案卷""簿书"，清代以后多用"档案"，今统一称作"档案"。①

档案是由官方机构、半官方机构、非官方机构以及一定的个人、家庭和家族构建的。档案本身由文件有条件地转化而来，"文件"指一切由文字、图表、声像等形式形成的各种材料。档案是已经办理完毕的文件中具有保存价值的部分；通过建立档案，把分散状态的文件按一定逻辑规律整理而形成的信息单元。针对非物质文化遗产而言，建立档案显而易见是按照一定的逻辑规律整理而形成的非物质文化遗产的信息单元。

2. 根据濒危性和重要价值分步立档

那么，立档的进一步含义又是什么呢？在我国国务院办公厅《关于加强我国非物质文化遗产保护工作的意见》〔2006〕18号文件中第三项，"建立名录体系，逐步形成有中国特色的非物质文化遗产保护制度"中阐述曰："要运用文字、录音、录像、数字化多媒体等各种方式，对非物质文化遗产进行真实、系统和全面的记录，建立档案和数据库。由此，记录、建档、数据库是保护非物质文化遗产必要的三个环节。"

非物质文化遗产的立档问题由于是说明保护的详细信息，对于传统知识保有大国，提供出所有非遗的详细信息不实际也不具备有财政

---

① http://baike.baidu.com/view/101318.htm

可行性。① 传统知识进行立档，无疑要在全国实施，与资源普查等有很大的相似性，因此，保护要分层次分重点进行，先行针对有重要价值的以及濒危的项目进行立档。也可以采取或者借鉴国外的做法，采取目录格式或者注册簿形式先行进行登记，然后分批分阶段进行立档研究。

立档可以详略得当。联合国教科文组织提出非物质文化遗产项目的立档要素，主要有以下几个方面：项目身份，包括项目名称、概要、所在地理区域等；项目特征，包括有形要素、无形要素等；项目状态，主要指项目的生命力或生存能力；项目涉及的人员和机构。以上立档主要从告知或者是一个注册的角度进行的立档；而如果通过立档阐说清楚保护的内容的时候，还需要搞清楚项目的核心思想和主要内容。该阶段的立档则作为法律保护的技术支撑和框架，而不只是注册、告知和宣传等立档本身所具有的功能。

3. 针对内容的立档技术规范

此处所讲的立档，是针对项目内容的一个更为详细的列表，立档保护实则是建立名录中的"名录"，是在过去名录项目名称列表基础上所进行的深入研究，最终形成详细的档案记录，这就是立档。立档原则是不能丢弃原有项目的列表，要在这个基础上进行构建。

立档的性质属于方法类的研究，是摸索和探讨保护技术的方法学，属于理论层面的研究和创新。在立档技术这一节，主要是针对传统医药非物质文化遗产的特征建立一套符合传统医药的档案技术规范。立档的技术主要应该有项目分类、项目有形要素、项目无形要素、项目状态、项目的生命力或者生存能力、基于不同类别项目的主要内容构成要素是什么等。

---

① 田芙蓉. 传统医药非物质文化遗产保护制度研究［R］.2011，56.

二、调研摸底保护技术

1. 调研方法

2005 年 18 号文件《国务院办公厅关于加强我国非物质文化遗产保护工作的意见》第三项中指出，认真开展非物质文化遗产普查工作。要将普查摸底作为非物质文化遗产保护的基础性工作来抓，统一部署、有序进行。要在充分利用已有工作成果和研究成果的基础上，分地区、分类别制订普查工作方案，组织开展对非物质文化遗产的现状调查，全面了解和掌握各地各民族非物质文化遗产的种类、数量、分布状况、生存环境、保护现状及存在问题。要运用文字、录音、录像、数字化多媒体等各种方式，对非物质文化遗产进行真实、系统和全面的记录，建立档案和数据库。

2. 研究设计调研表

表 1　非物质文化遗产传统医药项目传承人调查表

姓名		通信地址	
性别		邮编	
民族		工作电话	
年龄		电子邮箱	
籍贯		职称	
学历		职务	
工作单位		认定时间	
教育背景			

工作经历	
传承谱系	
个人学术与 技艺的 主要特点	
生存状况	1. 获得认定后，生活状况是否有改善（如：社会地位与收入等方面）？ 2. 患者数量（接诊人数）是多少？ 3. 诊疗是否纳入当地医疗保险？ 4. 是否获得过有关资金扶持？如有，来自哪方面的支持？ 5. 您是否有固定的传习场所？如有，请说明面积、设施等情况。
传承状况	1. 您是否愿意传承，在传承中是否有自豪感？ 2. 您认为应如何理解项目的文化内涵？ 3. 您认为项目的价值主要体现在哪些方面？ 4. 您是否有推广该项目的愿望？ 5. 项目认定后您主要开展了哪些传承与展示活动？ 6. 您遴选弟子的标准有哪些？ 7. 目前培养的后继人才有多少，其中家族成员有多少，家族外成员有多少，目前行医的有多少？ 8. 目前培养的弟子中，自己选任的有多少，单位推荐的有多少？ 9. 您对弟子的行医水平如何评价？ 10. 您主要采取什么方式传承您的学术思想与技艺？
保护状况	1. 何年获得何种行医资格？《执业医师法》实施后行医资格是否受到影响？ 2. 是否获得有关机构的经费资助、物质奖励和精神嘉奖？ 3. 是否愿意对项目进行商业利用？如愿意，您认为应如何进行商业利用？ 4. 是否制定有关保护政策或规章？如有，请提供具体名称与制定发布时间。
存在困难	

保护需求	1. 政府在传承人生活和社会地位方面应提供哪些扶持政策？ 2. 政府在传统医疗服务方面应提供哪些扶持政策，制定哪些标准？ （上述问题请附页说明）				
传承人		调查人		填表时间	

表 2　非物质文化遗产传统医药项目调查表

项目名称					
申报单位					
保护单位					
传承地域					
传承形式	群体				
	个人	姓名	年龄	性别	单位与职务、职称
项目的核心内容					
项目核心内容的文化内涵					
生存现状	1. 是否已经或拟对项目进行过相应的产品开发或商业活动？ 2. 项目认定后，生存状况有哪些变化？				
传承状况	1. 是否建立传承梯队？如是，请具体说明。 2. 是否形成相对固定的传承遴选制度？如是，请具体说明。 3. 是否经常性开展传承项目的培训工作？如是，请具体说明。 4. 是否定期考核传承项目的传承效果？如是，请具体说明。 5. 采用的传承方式有哪些？				

保护状况	1. 是否将项目名称进行老字号注册或商标注册或域名注册？如是，请具体说明。 2. 是否将项目有关的核心内容如配方或技艺实施法律保护（如申请品种保护或专利等）？如是，请具体说明。 3. 开展过哪些专题研究？ 4. 开展过哪些宣传？ 5. 项目开发中是否注意保持原真性和文化内涵？具体采取了哪些措施？ 6. 商业利用中是否存在对项目内容的歪曲与滥用？
存在问题	
项目需求	1. 项目的哪些核心内容需要保护？ 2. 项目保护需要制定哪些法律法规、哪些标准？ （上述问题请附页说明）
填表人	调查人 填表时间

表3　非物质文化遗产项目保护单位调查表

单位名称		通信地址	
注册资金 （经费来源）万元		邮编	
法定代表人		电话	
网址		电子邮箱	
成立时间		联系人	
从事非遗保护时间		传真	
单位性质		与申报单位的关系	
管理情况	1. 是否设置专门的项目管理机构？如是，名称是什么？ 2. 是否设立专门岗位？如是，配备人员数量是多少？ 3. 是否安排人员负责管理？如是，其具体职责是什么？ 4. 是否制定专门的项目和传承人管理规章制度，如是，请提供具体文本复印件或电子文本。 5. 是否定期考核传承人？如是，主要考核内容有哪些？		

保护计划落实情况	1. 已经落实的有哪些？ 2. 未落实的有哪些？未落实的原因是什么？
保护情况	1. 是否对传承人按期发方国家生活补贴？ 2. 是否将传承项目纳入当地文化政策？如是，请提供政策文本复印件。 3. 是否为传承人提供必要的传习场所？如是，请具体描述，如面积大小、设备、管理等。 4. 为传承人传承与展示提供了哪些必要条件？ 5. 是否为该项目建立档案？如是，请提供档案目录。 6. 是否宣传、弘扬该项目？如是，请提供相关材料。
传承情况	1. 是否建立传承梯队？如是，请说明。 2. 是否制定传承人激励或资助政策？如是，请说明。
存在问题	1. 您认为传统医药非物质文化遗产保护的困难主要在于： ☐ 政策制度不健全 ☐ 资金不足 ☐ 人员不够 ☐ 民间力量不积极 ☐ 其他，请说明
保护需求	2. 您认为应如何保护传统医药非物质文化遗产： ☐ 制定法规政策 ☐ 财政扶持（专项经费、专项基金） ☐ 成立专门保护机构 ☐ 对传承人授予荣誉称号 ☐ 对传承人进行生活补贴 ☐ 扶持传承项目的经营 ☐ 强化项目培训和组织推广 ☐ 加强保护研究 ☐ 对师承、家传等非正式教育的认可 ☐ 加大宣传 ☐ 其他，请说明

填表人		调查人		填表时间	

非物质文化遗产传统医药项目保护情况调查综合问卷

1. 项目认定后，保护单位开展了哪些管理工作？

   ☐ 建立内设机构或内设岗位

   ☐ 安排专人负责项目及传承人保护

   ☐ 制定有关项目和传承人保护的规章制度

2. 项目保护单位在项目认定后，进行了哪些方面的工作？

   ☐ 举行了项目标牌授予仪式

   ☐ 将项目标牌悬挂于显著位置

   ☐ 为传承人举行授带仪式

3. 保护单位已经履行了以下哪些职责？

   ☐ 全面收集该项目的实物、资料，并登记、整理、建档

   ☐ 为该项目的传承及相关活动提供必要条件

   ☐ 有效保护该项目相关的文化场所

   ☐ 积极开展该项目的展示活动

   ☐ 向负责该项目具体保护工作的当地人民政府文化行政部门报
     告项目保护实施情况，并接受监督

4. 保护单位在建档方面做了哪些工作？

   ☐ 收集项目的实物、资料　☐ 整理　☐ 登记

   ☐ 其他，请说明

5. 保护单位为项目的传承提供了哪些必要条件？

   ☐ 办公室　☐ 传习场所　☐ 专项经费　☐ 录音、摄像等设备

   ☐ 其他，请说明

6. 保护单位为宣传项目做了哪方面工作？

   ☐ 举办项目展示活动

   ☐ 编辑出版项目和传承人的图书资料

   ☐ 为项目和传承人拍摄影像资料

7. 保护单位与申报单位是否一致？

  □ 是　　　□ 否，申报单位名称：

8. 代表性传承人是否获得年度国家补贴？

  □ 是　　　□ 否

9. 代表性传承人被认定后是否有自豪感？

  □ 是　　　□ 否

10. 代表性传承人遴选弟子的标准有哪些？

  □ 德　　　□ 术　□ 教育背景　□ 传承脉络

  □ 其他，请说明

11. 代表性传承人的传承方式是：

  □ 跟诊　　□ 研讨经典　　□ 其他，请说明

12. 代表性传承人的业务传习时间：

  □ 每周 1—2 天　　□ 每月 10—15 天　　□ 其他，请说明

13. 代表性传承人举办的展示或展演活动？

  □ 每年 1—2 次　　□ 每年 3—4 次　　□ 其他，请说明

14. 代表性传承人是否出版相关著作？

  □ 是，（　　）本　　□ 否

15. 代表性传承人是否有相关访谈影像资料？

  □ 有，（　　）小时　　□ 无

16. 传承人被认定为哪个级别？

  □ 国家级　　□ 省级　　□ 市级　　□ 县级

17. 传承人与传承项目的关系？

  □ 行政隶属　　□ 业务从属　　□ 专业代表

18. 传承人传承项目的主要方式？

  □ 正式院校教育　□ 师承　□ 家传　□ 其他，请说明

19. 是否建立与项目有关的博物馆/传习室/展示室？

    □ 是，（　　　）平方米　　□ 否

20. 是否开展过项目的专题研究？

    □ 是，（　　　）项　　□ 否

21. 是否开展过项目的专门培训？

    □ 是，（　　　）人次　　□ 否

22. 是否对公众开展过项目的专题宣传？

    □ 是，（　　　）次　　□ 否

23. 是否对项目的实物进行了完好保存？

    □ 是，（　　　）件实物　　□ 否

24. 是否对项目的资料进行了完好保存？

    □ 是，（　　　）　　□ 否

25. 项目获得过哪些专项经费支持？

    □ 国家级　　□ 省级　　□ 市级　　□ 县级　　□ 无

26. 项目获得的专项经费额度是：

    □ 10万—20万元　□ 5万—10万元　□ 1万—5万元

    □ 1万元以下

27. 是否获得过企业、社会捐助或赞助？

    □ 是，金额（　　　）万元　　□ 否

28. 项目利用中采取了哪些措施用来保留项目的核心文化内涵，

    如传统仪式、传统工艺等？

    □ 严格遴选传承人　　□ 严格管理传统工艺流程

    □ 认真保存传统器具　　□ 其他，请说明

注：请针对上述问题的选择，提供相应的证明材料。

填写人：　　　　　　　　调查人：　　　　　　　　填写日期：

非物质文化遗产传统医药项目调查随机问卷

1. 您对（　　　）的了解如何？
   □ 很了解　　　□ 一般　　　□ 不知道

2. 您认为（　　　）属于？
   □ 非物质文化遗产　　　□ 医学　　　□ 技艺　　　□ 其他

3. 您对（　　　）代表性传承人的了解如何？
   □ 很了解　　　□ 一般　　　□ 不知道

4. 您是否参观过（　　　）的博物馆或传习场所吗？
   □ 是　　　□ 否

5. 如果条件允许，您是否愿意专门学习（　　　）？
   □ 愿意　　　□ 不愿意　　　□ 无所谓

6. 您认为当地年轻人是否喜欢学习（　　　）？
   □ 喜欢　　　□ 不喜欢　　　□ 不知道

7. 您或您的家人或朋友是否消费过（　　　）的产品或服务？
   □ 是　　　□ 否

8. 您或您的家人或朋友认为（　　　）的产品或服务价格如何？
   □ 高　　　□ 一般　　　□ 低

9. 您或您的家人或朋友对（　　　）的产品或服务质量感觉如何？
   □ 满意　　　□ 一般　　　□ 不满意

10. 如果您或您的家人或朋友消费过（　　　）的产品或服务，您
    认为同现代医药相比，效果如何？
    □ 显著效果　　　□ 一般　　　□ 没什么效果

11. 您认为（　　　）传承人在当地是否受到尊重？
    □ 是　　　□ 否

12. 您认为（　　　）在传承中是否保持了原汁原味？
    □ 是　　　□ 否

13. 您最关心（   ）的哪个方面？

☐ 保护　　☐ 传承　　☐ 传承人　　☐ 其他，请说明

14. 您认为非物质文化遗产保护中最重要的主体是？

☐ 政府　☐ 传承人　☐ 社会团体　☐ 企业　☐ 媒体
☐ 民众　☐ 其他，请说明

15. 您对传统医药非物质文化遗产保护最为关注的问题是？

☐ 谁来保护　☐ 保护什么　☐ 怎样保护　☐ 法规政策
☐ 资金支持　☐ 公众参与　☐ 其他，请说明

16. 您对中医申报世界非物质文化遗产是否支持？

☐ 支持　　☐ 不支持　　☐ 一般　☐ 不关注

17. 您认为中医或传统医药申报非物质文化遗产是否必要？

☐ 很有必要　　☐ 不必要　　☐ 一般　☐ 不关注

18. 您认为中医或传统医药申报非物质文化遗产能带来哪些好处？

☐ 保护传统文化　☐ 防止他人不当占有　☐ 禁止滥用
☐ 原生态传承　　☐ 不知道

19. 如果您或您的家人或朋友出现相关病症，是否会选择传统
医药？

☐ 是　　　☐ 否

填写人：　　　　　　调查人：　　　　　填写日期：

第三章 传统医药非物质文化遗产项目及传承人保护

"传承人"是一个新概念，而"代表性传承人"则是具有一定权利、责任和义务的属于法律意义上的一个概念。传统医药的高度复杂性决定了其传承的多样化和不稳定性。自鸦片战争以后，中国传统文化受到外来文化的冲击，传统医药总体上面临着考验。

调研结果显示，代表性传承人的生存环境与传承项目以及传承方式有关，如国家级代表性传承人生存环境好于市级传承人，群体传承人优于家族个体性传承人。总体上由于对传承人尚未出台相应的条例和法律予以保护，导致传承人的权利、责任义务不明确；存在社会关注程度低下，甚至受到歧视的问题；传承人缺乏固定的传承场所；收取的诊疗费用偏低而难以维持生计等不同的问题。

调研发现，非物质文化遗产传统医药类传承人才的培养工作亟待重视和提高，国家和政府部门要在社会大环境建设以及行政管理机构和保障措施等方面下大功夫。

第一节　传承人生存状况

一、社会关注程度低

"中医生命与疾病认知方法"案例中提到，由于传统失落导致中医文化根基缺失，社会与文化的变革使中医认知思想边缘化。在临床实践等学术活动中，能够熟练掌握和运用中医对生命与疾病认知思想的人越来越少。"罗氏正骨疗法"案例中指出，对于以个体和家族传承为主的项目，由于各自有特殊的诊断法和治疗手段，无法制定像西医和学院派那样的统一标准，而被长期排斥在《医师法》的保护之外，受到医学同行的鄙视和排斥。此外，尽管项目已经进入国家级的保护名录，也公布了代表性传承人，但对于传承人以及传承项目，国家或者是相关保护单位尚未有具体的传承工作管理办法和措施。如"中药炮制技术"案例中提到，传统炮制技术2006年已列入《国家非物质文化遗产名录》，但3年来，中医药系统尚未有任何保护措施和方案出台。

二、固定的传习场所面临拆迁和缺失

如"平乐郭氏正骨"案例中提到，现今的医院面临搬迁或者拆迁的窘状。访谈中，"平乐郭氏正骨"案例反映由于现有的医院院址是租借的场所，目前由于房价的提升以及医院的发展需要，面临着从现有经营地址搬出的问题，使医院面临严峻的考验。又如中国中医科学院中药所"中药炮制"代表性传承人王孝涛反映，他的办公条件狭小，不利于传承。又如在"蒙医正骨"案例中提到，大多传承人已退休，不少老蒙医退休以后，想在家里给病人看看病，既可发挥余热，又可颐养天年，可就是申请不到执照，只好赋闲在家。其他访谈项目也谈到有这样的困惑。

三、缺乏专门的组织人员协调保障，人才保护措施落实不够

保护单位对非物质文化遗产的理解和管理不够，管理部门和单位没有配备专门的管理和监督人员，大都是兼职，精力有限，难以形成具有一定规范的管理和监督。此外，由于宣传力度不够，有些部门对于非物质文化遗产的调研不予配合。如"同仁堂"案例中指出，同仁堂的很多资料在中国第一历史档案馆封存，近年多次去联系均未允借阅。代表性传承人大多年事已高，患有多种疾病，由于保护管理的不到位，也面临着传承困难的问题。如"中药炮制"案例中提到，目前存在一些领导对其工作和生活不关心不支持的冷现象。"罗氏正骨"案例中也提到代表性传承人年逾古稀，身体欠佳，并患有高血压、心脏病、糖尿病等十余种疾病，也急需政府的关心和支持保护。

四、传承人才缺少经济、职称、荣誉方面的待遇

"同仁堂"案例中提到，经过传统师徒传承培养出来的技术人才，还必须经过现代教育和职业考评体系的培训和考评，才能取得相应学历水平和执业资格，否则得不到法律和社会认可，这在一定程度上影响了很多有志于传承传统中医项目人员的择业和执业信心。

五、缺少必要的配套硬件设备

如"中医生命与疾病认知方法"代表性传承人提到需要配备相应的电脑、数码相机、录像机等硬件设备，以便及时进行经验的总结及授徒活动。"罗氏正骨"提到为改善就医环境和收集资料，须添置一些诊断桌、药柜、按摩牵引床、理疗机、摄像机等设备。

第二节　传承人所处的政策环境

一、传承人遴选方面，缺少具体切实的指导性意见

"蒙医正骨"案例提出，在认定下一代继承人问题上，不知如何将家族认定和国家认定相结合，以家族式传承为核心的项目都反映了这一问题。如目前"平乐郭氏正骨"以及"罗氏正骨"均提到家族认定和国家认定如何结合的问题。"罗氏正骨"案例中提到，因为国家具体办法没有出来，所以还是按自己的方式传承，如果具体规定出台，他们会按中医管理局的要求操作。

调研项目，尤其是以个人或者是家族传承的项目均提到，传统项目对年轻人的吸引力小，后备人才匮乏。如"四大怀药种植与炮制"案例中提到，因为社会关注程度低、国家缺乏相应的保护机制，再加上企业自身实际情况，无论从当前收入和将来发展空间上，传统技艺的传承对年轻人吸引力不强，面临传承人才选拔困难、后继乏人的困境。

二、传承人认证方面，需要体系建设和制度规范

人才选拔存在重学历轻技术的问题。如"同仁堂"案例中阐述说中药的传统鉴别技艺、炮制技艺的传承方面存在唯学历选拔的问题。"中药炮制"代表性传承人金世元在调研中也提到，中药后继乏人，缺乏的不是大学生，而是有实践能力的优秀人才，之所以中药质量下降，后继乏人，是有操作技术的人太少了，有实践能力的人太少了。

国家认证的代表性传承人过少，难以传承项目。笔者所调研的12个项目案例中均提到国家认证的传承人过少的客观问题，由于传承人少而致实际传承过程中显现出力不从心的现状，传承质量远远达不到要求。

国家认定的中药代表性传承人尤其太少。"中药炮制"代表性传承人王孝涛和金世元都在调查表中反映了这一问题。王孝涛在调查表中提到，目前有经验的老中药师，大多超过退休年龄或面临自然减员，健在的老中药师为数极少，亦尚未列入"技术抢救"之列，中药炮制技术传承面临难以维系的局面。

由国家认证的代表性传承人过于老龄化。"中医生命与疾病认知"案例中提到第一批国家级非物质文化遗产传统医药项目代表性传承人共有29位。调查时他们中间年龄最大的91岁，最年轻的45岁，平均年龄已经达到"古来稀"的70.86岁。两位传承人年事已高，都已退休，较少从事临床工作，给传承工作带来一定的困难。传承人年龄过大，传承能力降低。如目前，已经有两位代表性传承人去世，这是传统医药界面临的共性问题。

尚未形成老中青传承人才梯队。"水银洗炼法"和"罗氏正骨"案例中都反映了这一问题。老中青传承人才梯队建设是迫切需要解决

的一个问题，"中医生命与疾病认知"也在案例中提到，希望出台新的政策，让那些有经验、懂技术、年富力强、有责任心的中青年骨干，承担起代表性传承人的责任。

三、传承人培养方面，应遵循自身规律，加强合格人才培养

人才培养未能遵循中医特色，具体体现在理论与实践有脱节现象。如"同仁堂"案例中提到，传统的药物质量检测人员，常常是在生产的第一线，但目前，由于公司集团化管理、统购统销等策略，质量检测人员处于一线的机会较少，传统技艺存在着学艺与实用脱节现象。"洛阳正骨"案例提到，中医大师的成长需要时间和大量临床实践的基础，传承人的培养要保证长时间的跟师与学习，培养传承人不能过分强调技术传承，而忽视了中医文化思想的渗透和指导。

传承人与继承人之间互动不够，没有"贴身"培养，造成资源的浪费。"中药炮制"案例提到，王孝涛先生的学术继承人主要为其所带研究生，并且部分继承者不在北京工作，"传"和"承"的力度和深度不够，造成传者宝贵资源的浪费。此外，传承人与保护单位脱节，造成传承人开展传习活动和保护单位开展工作不能协同进行的局面，影响到项目的保护、存续和发展。

传承过程中存在忽视传统技艺的现象。"同仁堂"案例中提到，传承中存在一味追求所谓"现代科学技术"，而不能把传统技艺与现代科学技术有机融合的现象，传承中未能够遵循传统的鉴别技艺、炮制技艺特点，传承流于形式化。

缺少培训资质。"中药炮制""同仁堂""罗氏正骨"等案例都面临这一困难，在培养传承人的过程中单位缺少培训资质，培训考核之后也无权授予学员相应的证书，对学员缺乏吸引力。

面临成才周期长而人员流动性大的矛盾。如在调研的多个案例中均提到，传统医药的很多技艺不能全部依靠教科书来完成，必须经过实践学习。一个徒弟从入门到成熟，即使主学某个项目也要三到五年的时间。而现代社会人力资源流动非常频繁，对建立一支相对稳定的传承人队伍非常不利。

人才考核缺少细则。案例中均提到，目前缺少项目传承计划和具体目标任务，尤其缺少传承人分级考核标准以及再传承人分级考核标准。

四、传承人才使用方面，尚不能人尽其才、充分发挥人才价值

传承人承载着丰富的临床治疗经验和智慧，由于资质的问题不能充分发挥传承人才的智慧和才能。如"罗氏正骨""蒙医正骨"等案例均提到再传承人才的医师资质问题无法解决，不能尽其所用，甚至面临失传的危险。

中医诊疗费用过低，不能体现中医人才的价值。如"洛阳正骨"案例提到代表性传承人治疗收费少，其收费标准与刚毕业的医师相当，体现不了专家自身的价值。

项目传承保护单位与其代表性传承人之间的权利与义务没有明确规定。如"四大怀药种植与炮制"项目的保护单位为焦作市群艺馆，然而代表性传承人孙树武和李成杰一位处于退休状态，还有一位是自己在开公司，保护单位与传承人相隔甚远，不能达到保护与传承的目的，此外，还有其他的项目也有类似的情况。

第三节　传承项目发展状况

现行某些政策对中医临床发展的影响。如"洛阳正骨"案例中提到中医骨伤发展滞后的根本原因就是生搬硬套西医药的管理模式来管理中医药。一旦发生医患纠纷，有关部门不是以中医临床标准鉴定有无诊疗失误，而是以西医临床标准要求中医院承担责任。致使中医院无路可走，只得弃中从西。

珍稀濒危原料的影响。"同仁堂"案例提到受濒危野生动植物中药材资源和使用限制的影响，即使对人工栽培和人工饲养繁育的濒危中药材也一直没有解禁的政策，一些同仁堂传统的名优中成药面临着原料危机。

中药审批标准限制了医院制剂、传统制剂的临床应用。《同仁堂传统配本》载有数百种中成药，都是经过了 300 多年实践证明是有效的方剂，但近五十年来，因国家没有相关对传统知识的保护法律，因此不能合法生产。"罗氏正骨""平乐郭氏正骨"案例也反映了相似问题。

药品价格政策的影响。"同仁堂"案例提到近些年来药品大幅度降价，政府原本是想挤压流通环节的水分，但最终的结果却是生产企业买单。而在频频出台的降价、招标政策下，已经将厂家的出厂价压得很低，再加上近年来原料价格的不断上涨，双重压力给传统制剂的发展带来严重制约。

医保和公费医疗政策对传统药材器械使用的限制。"宫廷正骨"案例中提到由于目前医院主要执行医保和公费医疗政策，而中医正骨中许多药材和器械的使用在医保和公费医疗政策中均得不到支持，从而限制了在临床上的使用，导致这些传统药材和器械在临床应用中逐步萎缩，直至可能最终退出临床。

现行中药材鉴别、炮制标准与中药传统标准不符。"同仁堂"案例提到，国家药品标准中药材标准内容在传统鉴别方法和现代含量测定方法之间存在矛盾，特别是在具体执行过程中，重含量测定，轻传统鉴别，造成药企在选购药材和生产投料方面非常为难；执行标准，含量不合格，无法投料，只能停产；尊重传统鉴别方法，却又不符合法规。而且现在全国没有统一的药材炮制规范，现行药店的炮制方法又不符合传统，公开统一就流失，不公开统一就丢失，造成传统炮制技术传承难，同仁堂原有的传统中药制药特色面临自身生存发展的困境，传统的制药方法受到束缚，独特的技术面临流失的状况。

民间传统特色医药大多以个体形式经营，无法获得医保定点资格。由于经济杠杆的作用，病源结构发生了改变，他们收入减少，甚至因资金问题使自身发展受到了制约，"罗氏正骨"案例中都提到了以上问题。

第四节　保护对策与建议

一、构建与非物质文化遗产传承保护相配套的社会及法律环境

1. 营造重视非物质文化遗产的良好氛围

建议从意识形态的角度对国民进行中医药的教育，提高国人对传统医药的认同感。将非物质文化遗产列入中国优秀传统文化教育内容，广泛开展非物质文化教育的宣传工作，可通过节日活动、展览、培训、教育、大众传媒等手段，宣传、普及国家级非物质文化遗产知识，促进其传承和社会共享。

2. 制订非物质文化遗产传统医药类传承人才培养规划

在科学论证的基础上，制订国家和地区非物质文化遗产传统医药类传承人培养规划，明确保护范围，提出长远目标和近期工作任务。除以往重视国家各大科研院所、大专院校的传承人培养之外，还应加强对民间传统医药传承人才的培养。

3. 加强政府职能，提高政府对此项工作的认识与调控

在当今文化遗产保护工作中，政府的参与起着举足轻重的作用。如制定保护政策与法律法规，建立国家级主管机构、档案机构及基金会，编制国家级民间医药机构目录及非物质文化遗产清单，鼓励有关研究，奖励非物质文化遗产代表作，加强国际合作与交流，组织评选等。

二、进一步加强人才培养和管理体系建设

建议进一步细化和规范非物质文化遗产传统医药类传承人才的遴选、培养、使用、保护、考核，及时制定针对中医药系统的非物质文化遗产技术传承人才的管理条例。

1. 适当增加国家认证传承人的数量，构建老中青传承队伍

增加代表性传承人名额，并适当提高传统医药项目的继承人名额。传统医药的每个项目的内容都是非常丰富的，仅仅一两个代表性传承人是不够的，可根据项目自身特点确定代表性传承人人数。

组建老中青结合的传承队伍。建议在选择名老中医作为代表性传承人的同时，也可选择中青年中医人才作为一般性传承人，并鼓励各项目单位建立传承人后备人才体系。如"洛阳正骨"推出了人才梯队计划、同仁堂构建了"金字塔"人才工程等。

构建"国家—市级—区级—单位"传承人才认定等级标准。代表

性传承人先由单位推荐，报政府批复意见后再认定。一般性传承人先由传承人和单位推荐，报政府批复意见后再认定。后备人才可由单位自行选择，选择标准须经政府批复后执行。

传承人才需要具备一定的资质。中医临床类人员则必须具备传统医学院校毕业、执业医师以上的资格人员；中医炮制类则须中专以上学历。但是注意不要唯学历选材，真正有才学的人员也可适当放宽。

2. 人才培养需遵循中医规律

进一步完善师承教育。师带徒的传承方式应在中医药教育里占有重要位置，应该在传承人才培养的各个项目各个层次里放手推行以师带徒。可根据传承人传承队伍和工作环境特点，制定相应的师承教育，如研究生学习、进站学习、培训教育等方式。具体如下。

研究生学习。在中医师徒传承中引入研究生培养的"导师制"，有资格带研究生的代表性传承人，如中国中医科学院项目，政府提供专门非物质文化遗产传承人研究生名额；没有资格带研究生的代表性传承人则可以联合一些大学授予他们以教授、博士生导师、硕士生导师等职称，并严格筛选一批综合素质高的学生，师从这些老中医，经过三年左右的学习，经过考核，可授予硕士、博士学位。

建立工作站。吸纳一般性传承人及后备人才加入工作站进行学习、研究和交流，并制定工作站计划，明确传承的主要任务和项目内容。传承人的初期培养年限应在3—5年或更长。具体工作形式，如"宫廷正骨"案例提出设立工作站，每月至少开展1次名老中医学术交流会，以专题的形式，由站室工作人员轮流主讲，将跟师心得及感想与大家分享，开展专题讨论，形成书面活动纪要。"罗氏正骨"案例提出采取每周一小结的工作方式。内容主要包括周内总结病案、问题、心得、体会、研讨并做好传承笔记。一年内汇总一次，内容主要包括临床工作中的难点、心得、体会、经验，写出年内学习心得汇报文稿。

学习三年结束时，撰写出跟师的学术论文或报告。

开设培训班。办班时间可在几个月内，适应于对传承项目需要进一步巩固深化的传承人培训。

提倡"贴身"学习。如"中医生命与疾病认知"案例中提到尽量让师徒在同一类岗位工作，以系统整理该传承人的学术思想，继承其技艺或临床的特殊经验与祖传独特手段。"蒙医正骨"案例中也提出"贴身"传承的重要意义。

传承中注重理论与实践相联系。在传承过程中除了注意继承学术思想和文化内涵以外，传承人不要脱离实践工作。中医临床类培养方法重点放在临床实践与理论相结合；而中药类传统鉴别技艺、炮制技艺的传承提倡进药店跟师的培养方式。

建立科学有效的传统医药非物质文化遗产传承机制，实现科学传承。传承的前提是对传统中医药学有一定的认知和理解。报告中指出，在突出中医传统特色的基础上，注意传统与现代技术相结合，以实现在继承的基础上合理传承、科学传承的目的。

改进传承模式，加快传承步伐。"四大怀药种植与炮制"案例中提出"分类传"的传承模式；"宫廷正骨"案例中提出"一代带二代"和"隔代传"的多种传承模式。

3. 落实人才保护措施

对年事已高的代表性传承人施行健康保护。尽快创造条件，对已退休的代表性传承人提供优惠生活条件，可返聘列入正式编制，提高待遇，可参考终身制办法实施。

根据实际情况，设立专人负责保护管理。及时了解代表性传承人的健康、生活、社会事务活动等动态，以保证项目的有序传承。

给予传承人适当的经济待遇、职称、荣誉，建立政府与单位间的协调机制。根据传承人的不同级别，政府和单位给予不同的经济待遇和职称，以鼓励其传承。具体如给予代表性传承人一定的荣誉称号、地位待遇以及提高医疗保健条件等。同时，有计划地给予传习活动一定的经费支持，鼓励其开展技术传承活动，将其独特技能传承下来。

发挥传承人的才智，尽其所用。对考核后合格的传承人给予相应证明和资格，使之能进入相应的岗位。如向临床类传承人颁发职业医师资格，对养生类传承人颁发技能证书，如养生保健师证书等，使传承人能早日进入实践岗位，尽其所用。

有计划地给予从事理论研究的项目传承人以学术活动机会。为传承人参加会议、讲座、科学顾问等学术活动多提供机会，把理论和文化传承下来。

4. 建设人才考核机制

政府部门定时检查监督传承人传承工作计划完成情况。政府部门设立专门机构，对传承人实施考核，建议比照传承项目目标任务和计划进行考核，督促传承人采取收徒、办学等方式，开展传承工作情况；并积极参与展览、演示、研讨、交流等活动。

建立传承责任制度和考核淘汰制度。进一步明确师徒的责任和义务，以保证传承人队伍的质量和传承工作的制度化、规范化。

三、落实完善相关支撑保障条件

1. 加强政策、制度保障

给予项目单位培训资格，以保障项目的有效传承。制定一个可行的培训资格管理制度，并给予项目单位就培训活动合理收费的许可。

通过相关法律法规建设，规范非物质文化遗产的传承行为。如在相关法规中可增加项目传承单位和传承人将其拥有的非物质文化遗产资料和实物捐赠，并给予适当的经费补偿等相关条文。

加强非物质文化遗产传承人技术知识产权的保护，防止技术流失以及泄密。如"四大怀药种植与炮制"案例反映，传承过程中可能出现传承人流动引发泄密等问题，目前都无法可依，亟待加强相关法律保护。

采取有效措施，防止珍贵的传统医药非物质文化遗产实物和资料流出境外。对传统医药的非物质文化遗产物质载体要予以保护，对已被确定为文物的，要按照《中华人民共和国文物保护法》的相关规定执行，同时要加强传统医药非物质文化遗产知识产权的保护研究。

定位好传承单位与项目代表性传承人、项目的关系。应制定明确有关保护的责任主体，对其代表性传承人和代表性传承单位，有计划地提供资助，鼓励和支持其开展传承活动，确保传统医药非物质文化遗产的传承。

以项目为中心的保护是非物质文化遗产传承人才培养建设的基本保障。医药类非物质文化遗产传承人才培养和保护政策的建立，必须尊重中国传统医药的自身特点和规律；通过医药类非物质文化遗产传承人才培养和保护政策的实施，实现全方位、源头性的保护。毫无疑问，医药类非物质文化遗产保护应当以项目为中心，依托项目的保护传承工作是医药类非物质文化遗产传承人才培养与保护的基础，是对其进行源头性保护的重要措施之一。

适当提高专家诊疗费，体现其价值。物价管理部门要深入了解中医的特点，制定有利于中医发展的收费标准。

实行非物质文化遗产保护项目与相关管理制度的接轨。如将非物质文化遗产保护项目单位纳入各地医疗保险定点机构。

2. 落实相关技术标准规范体系

加紧建设传承人数据库和目录体系。需要组织建立国家级非物质文化遗产传承项目及代表性传承人数据库，完善四级名录体系。进一步完善评审标准，严格评审工作，逐步建立市、县非物质文化遗产名录体系。

建立名录和行业规范是医药类非物质文化遗产保护的必由之路。非物质文化遗产项目保护，国际上通行的方法是建立保护名录。制定详细的名录，使其成为具体的、可操作的保护名录。除了建立保护名录之外，还有一个重要的措施是制定相关的行业标准规范。多年来，人们习惯性地认为传统知识没有标准。其实，中医在长期的应用过程中，有着自身的标准，比如《诸病源候论》就可以看成是中医病候的标准，而《神农本草经》可以视为中药使用标准，只是这些传统的标准不被承认而已。

建议药监部门建立符合中药特色的中药新药审批标准。鼓励企业提高中药质量标准，对企业制定的有利于中医药发展的标准吸纳为国家标准准予强制实施。

建议国家食品药品监督管理总局对目前中医药的质量标准、鉴别技艺、生产工艺等尽快建立规范，按中医药的规律管理中医药。

建议国家对医院制剂的成果转化给予重视。对于沿用几百年的传统制剂放宽标准，扶持单位将苗青技术发展为成熟技术，将医院制剂推向市场。

建议制定中医保健制剂标准。出台符合传统中医药特色的养生制剂标准规范，给予其展示的平台。

3. 组建专门的组织人才保障体系

各地和各项目保护单位设立非物质文化遗产保护工作机构，配备专职工作人员负责。主要内容如下。

首先要开展普查、认定和登记工作，全面了解和掌握非物质文化遗产资源的种类、数量、分布状况、生存环境、保护现状及存在的问题，收集整理代表性传承人相关资料。同时要采取有效措施，抓紧征集具有历史、文化和科学价值的非物质文化遗产实物和资料，完善征集和保管制度。建立非物质文化遗产资料库、博物馆、展示中心或传习场所，以实物的形式传承。定时回访代表性传承人，了解其生活近况，解决困难。

4. 加强资金、场所、设备保障

加大对非物质文化遗产传承单位和传承项目扶持力度，制订专项规划。以政府力量和社会力量及传承单位和个人自身力量相结合的办法，解决发展中的资金不足问题。加强资金保障。立项资助专题博物馆和传习场所建设，实行免费向公众开放；立项资助收集整理传承人资料，编写非物质文化遗产培训教材，鼓励和资助非物质文化遗产保护研究成果的出版；立项资助建立基本数据库；提高中药代表性传承人经费的投入；支持传承人进行科研。提供传习场所。包括保留富有传统文化内涵的原址，并建设中医药博物馆；批准项目单位建设为传承基地，可进行传习活动。强化设备保障。建议立项资助硬件设备，使传统的技术发挥更大的作用。

第四章 传统医药非物质文化遗产案例保护研究

第一节 生命与疾病的认知

一、中医对生命与疾病的认知

1. 项目概要

"中医对生命与疾病认知项目"于 2006 年纳入国家级非物质文化遗产名录，是传统医药界唯一以认知方法进入保护名录的项目，该项目的成功申报，标志着人们对中医的研究迈上了又一个新高度。

中医对生命与疾病的认知方法起源于黄帝部族生活地区，治今陕西。在春秋战国时期广泛传播到中国所有主要地区。今天，这种文化已遍及全国各地，甚至于少数民族地区。这种认知方法在中国隋唐时期传播到日本、朝鲜等国家和地区，对当地医学的形成产生了深远广泛的影响。

中医对生命与疾病认知方法来源于中华民族"天人合一"的传统理念。中医由经过专门训练的医师群体持有，医师通过观察自然现象或身体外在的表现认识人体的生理和病理，运用"四诊"和"辨证"的方法诊断疾病，使用草药配制药物，并采用针灸、推拿、拔罐、贴敷等方法防治疾病。中医以师徒授受或家族传承的方式代代相传并不断发展，医师群体将其视为文化遗产不可分割的一部分。

中医对生命与疾病认知是汉民族原创的、独特的思维，为中华民族的繁衍和昌盛做出了杰出贡献。中医对生命的认识和对疾病的防治观影响着人们的生活观念，对未来医学发展是可资借鉴的一种传统医学。这些独特的认知方法承载于海量的古籍中和从事中医临证、研究的中医工作者中。加强对它的保护和传承工作对弘扬民族传统文化，促进传统医学的发展有极其重要的意义和作用。

2006 年 9 月，路志正、曹洪欣等入选为第一批国家级非物质文化遗产项目代表性传承人，中国医史文献研究所成为该项目的保护单位。

2. 项目所在区域概况

中华文化最重要的发祥地是黄河流域。这片七八十万平方千米的黄土高原和冲积平原，在古代曾经是覆盖着大片树木与草丛的绿色地带，自然生态环境良好。中华民族的先民们就在这里狩猎、放牧，渐渐发展起农耕业，奠定了中华文明的根基。中医生命与疾病的认知方法即起源于这里。汉代以前，中医对生命以及疾病的认识形成了以黄河流域为中心不断向周边地区发展的态势，而从三国时代至南宋，随着汉文化中心的逐渐南迁，最终又形成了以苏州至杭州为中心的区域分布，进而遍布于中华民族的广袤大地。目前，已逾十亿人口的汉族占中国人口的 90% 以上，遍及全国，分布地域十分广阔，主要集中在东部和中部。我国东中部地区，地形以平原丘陵为主，但总体较为平缓，既没有崇山峻岭隔绝，也没有连片沙海分割，南北贯通、东西一体，是一个空间尺度十分广阔且相互连通的地域。这些便利条件均有利于汉民族的中医生命与疾病认知方法的传播与发展。到目前为止，已在 140 个国家和地区广泛使用。

3．历史发展与现状

中医对生命与疾病的认知方法是基于中华民族传统文化产生的认识人体生命现象和疾病规律的一种医学知识。起源于传说中的黄帝、岐伯时代，以《黄帝内经》为标志，其形成至今已有两千多年的历史。

（1）历史发展

据甲骨文记载，早在殷商时期，人们对人体的认识已发展到一个新的阶段。能够根据人体的不同部位予以专称，如人体头面部有首、面、口等名称，四肢部有手、肘、臂等；但此时，对于人体内部脏腑组织的认识记载很少，只有"心"字。

战国至东汉时期，据 1973 年马王堆出土的医药帛书《足臂十一脉灸经》和《阴阳十一脉灸经》《脉法》《阴阳脉死候》等古籍，已有关于人体经络循行记载，如《脉法》记载了脉象的生理、病理以及在治疗上的价值。《阴阳脉死候》讨论了三阳脉和三阴脉所呈现的死亡证候及其病机。战国时期的《黄帝内经》论述了人的始生、脏腑、骨度、营卫气血、三焦、藏象等结构和功能，阐述了阴阳五行学说、脏腑经络学说、病因病机学说、运气学说以及治则学说。

东汉时期的《难经》论述了经络、脏腑、三焦、疾病，尤其是强调了命门在人体生理活动上的重要作用，开创了后世命门学说之先河。其对三焦的概念和功能也有较详细论述，如记载了五脏六腑形态，描述了一些脏腑器官的周长、直径、长度、阔度以及重量、容量等，补充了《黄帝内经》的人体解剖知识。其对《黄帝内经》中未系统阐述的奇经八脉的含义、内容、循行部位、起止、与十二经脉的关系、发病证候等，均做了较全面的叙述，使经络学说更为完善。

魏晋南北朝时期的皇甫谧在《素问》《针经》《明堂孔穴针灸治要》基础上吸收《黄帝八十一难经》等著作的部分内容编撰了《针灸

甲乙经》。皇甫谧首先对于分布于人体的穴位排列有所修改和发展，人体主干按照头、背、面、颈、肩、胸、腹等解剖部位，四肢分三阳、三阴经排列穴位，符合人体经络穴位分布规律，确立了后世针灸穴位的基本排列规律。此外，增加了手少阴经穴的完整腧穴。对交会穴已有记载，如三阴交等交会穴。此时的医家对经络和腧穴的认识较秦汉时期有了较大的进步。此外，晋代的王叔和撰《脉经》，并首次对张仲景的学说与著作做了系统的整理，是现今可知的最早关于《伤寒论》和《金匮要略》的祖本。正如宋代学者林亿在校正《伤寒论》序说："自仲景于今八百年，唯叔和能学之。"由于他对张仲景《伤寒杂病论》的整理才使这一巨著得以不断发展。此外，他还撰写了《脉经》，对脉学理论多有贡献，是对生命认知与疾病的升华。

唐代中期，王冰于公元762年完成《补注黄帝内经素问》，在继续《黄帝内经》基础上，注释阐发多具学术价值。在阴阳互根理论和治疗大法上多有发挥。尤其是王冰次注的《素问》，并补入《天元纪》《五运行》《六微旨》《五常政》《六元正纪》和《至真要》专门讨论运气的内容，并对运气七篇中作注1 453条，产生了运气学说。

宋金元时期，对于人体解剖有了进一步认识。开始了人体解剖图的绘制，如当时主要有《欧希范五脏图》《存真图》。《存真图》又名《存真环中图》，该图包括五脏六腑和十二经络图形。病因学方面，渊源于《黄帝内经》，奠基于《金匮要略》。至宋代陈言的《三因极一病证方论》，确立为病因学说。陈氏明确将病因分为内因、外因、不内外因三种。王执中是南宋时期针灸理论研究的传人，他根据长期的临床经验，在全面继承《针灸甲乙经》的基础上编撰成《针灸资生经》七卷，对于宋代针灸的发展做出了重要贡献。以刘河间、朱丹溪、李东垣、张子和为主的金元四家分别创"火热论""滋阴学说""脾胃论""攻邪论"，明清以降，温病学说确立并运用于临床，极大地丰富了人体生命知识和疾病认知知识，使中医对生命和疾病的认知趋于丰富。

明代是内科杂病学术全面发展并达到空前繁荣的阶段。其特点，一是围绕金元四家与古代医学理论及医疗经验的继承和发展，所出现的不同学术流派及其学术争鸣，主要有薛己、张介宾、赵献可、刘完素、朱丹溪等展开的论争，学术争鸣促进了内科杂病学术的发展，提升了疗效，积累了丰富的著作。明代在内科杂病学术上所取得的成就，使这门学术的发展趋于成熟，并对后世内科杂病学术的发展产生了较大影响。而内科杂病的专著与专篇则以王肯堂《杂病证治准绳》与张景岳《景岳全书》影响最为深远。

清代，对于生命认知有较为突出贡献的是温病学派。此期，医家广泛吸收历代医学理论与经验，创卫气营血辨证与三焦辨证，进一步丰富了生命认知理论。该时期，产生了大量温病学著作，如著名的有《温热论》《温病条辨》《湿热论》等。

疾病知识起源较早。早在殷代甲骨文里，已有如疾首、疾目以及心病、头痛、肠胃病等二十多种疾病名称的记载。周朝时，开始有医学分科，如疾医即指内科病医生。《诗经》是西周至春秋中叶的作品。《诗经》中收载了古代疾病的病名和证候，如狂、朦等。《礼记》也有大量的疾病记载，如有丧明、伤、折等的不同表述。武威汉简为东汉早期的文物，其中记载了包括内、外、妇、五官各科疾病。

春秋战国时期的《黄帝内经》，有非常丰富的有关疾病的记载，且多从病因、病机、转归、传变以及预后进行了阐述。

东汉张仲景《伤寒杂病论》，确立了辨证论治的原则，极大地丰富了疾病种类，确立了六经疾病。其《金匮要略》对于杂病的病因、病机曰："千般疢难，不越三条。一者经络受邪入脏腑，为内所因也；二者四肢九窍血脉相传壅塞不通，为外皮肤所中也；三者房室金刃虫兽所伤。以此详之，病由都尽。"著作中涉及的疾病种类有内科疾病，如中风、消渴、黄疸等 30 余种病症；还有外科疾病、妇科疾病和阴狐疝、蛲虫等难以归类的疾病。

魏晋南北朝时期，对于疾病症状的描述更为详尽，更贴切于临床，该时期，对三焦病、虚劳病以及外伤疾病的论治均有别于其他时期。如谢士泰以皮病、肉病、骨病、脉病、髓病等分类并使用六极方式辨证论治疾病。

隋唐时期，随着学科分化的逐渐深化，有关疾病的记载更加详细，对于疾病的症状体征描述更加详尽。巢元方所著《诸病源候论》、孙思邈所著《千金要方》和王焘的《外台秘要》为疾病的集大成者。

金元时期，如刘完素倡导火热而主寒凉；张子和治病力主攻邪，善用汗吐下三法等，丰富了疾病的治疗理念。

两宋时期，我国对疾病认知的发展迎来了一个高峰，著名医学家钱乙，继承发展了《黄帝内经》和历代诸家学说，首先把五脏辨证的方法运用到儿科临床，发展了儿科病证；许叔微注重伤寒病的治疗和研究，尤其在伤寒辨证中重视表里虚实辨证，对杂病的治疗，提倡脾胃并重；陈自明对宋代妇产科贡献尤为卓著；张元素比较系统地论述了脏腑的生理和病理，脏腑标本、虚实、寒热的辨证，以及脏腑病的演变和预后，为后世脏腑辨证学说的进一步发展奠定了基础；危亦林著成《世医得效方》，对于骨折和脱位的整复治疗，强调术前麻醉，并首创悬吊复位法，对我国骨伤科的发展做出了重大贡献。

明代，对疾病的认识在外科、伤科方面得到了相当大的提高，如汪机提出"外科必本于内，知乎内以求乎外"，"所以治外必本诸内"，对外科病的治疗，主张"以消为贵，以托为畏"，反对滥用刀针。薛己的《外科枢要》以外科病证为纲，将全身疮疡分为 30 余种。陈实功《外科正宗》致力于外科 40 多年，他认为"内之证或不及于其外，外之证则必根于其内也"，对于外科疾病，也注重调理脾胃，主张多采用托、补两法。在儿科方面，薛铠、薛己父子在《保婴撮要》中强调了"保婴之法，未病则调治乳母，既病则申治婴儿，亦必兼治其母为善"的观点；万全根据钱乙提出的小儿"脏腑柔弱、易虚易实、易寒易热"的论点，认为小儿气血未定、易寒易热、肠胃软脆等，主张"调理取其平，补泻无过其剂"，"当攻补兼用，不可偏补偏攻"。在五官科方面，由傅仁宇编著的《审视瑶函》眼科专著，所论五轮八廓、五运六气是将医学理论运用于眼科疾病的实践。王纶也在《明医杂著》中指出，外感法仲景，内伤法东垣，杂病用丹溪，对于不同的疾病采用不同的医学经验进行治疗。吴有性《瘟疫论》对瘟疫进行了系统观察研究。明末清初的喻嘉言明确提出瘟疫应"以逐秽为第一要义"，形成了戴天章、杨粟山、刘松峰、余师愚为代表的温病学家。

到了清代，温病学说达到成熟阶段，其中一批影响较大的医学家，如叶天士著《温热论》，提出卫、气、营、血四个阶段辨证论治的纲领。吴有性著《温病条辨》，王孟英著《温热经纬》，温病的治疗在清代取得了较大的成就。

这些都反映出了我国历代医家在与疾病做斗争的过程中，均不断完善丰富自身对疾病的认识。

（2）传承现状

中医最大的作用是其在治疗疾病和养生保健实践中所展示出的实际效果。当前，中医是中国医疗体制的重要组成部分。全国中医类医院共计有3 308个[①]，中医诊所和中药店遍布城乡，使用或单独使用中医治疗的人数在患者中仍占相当大的比例；中药受到普遍欢迎，并已出口到100多个国家和地区；服用人参、各类膏方等来滋补强身，祛

---

① 国家中医药管理局规划财务司，2011年中医药统计分析提要报告.

病延年，已被广大民众所认同、接受和使用；中医术语进入人们日常交流中，如"以毒攻毒""标本兼治"等。

在生活习惯方面，中医"药食同源""药补不如食补"的观念已被民众普遍接受，多数食物的性味和功用为民众熟知，如核桃性温，可以补肾益脑，绿豆性凉，可以清暑解毒等，并从此形成了食疗、药膳等疗法，成为汉族人日常生活中的一部分。

在卫生习俗方面，汉族传统节日如春节、元宵、端午、中秋、重阳等，其活动内容多与中医有关。如春节前清扫、端午节悬挂艾条和菖蒲、六月初六暴晒衣服和书籍、重阳节登高赏菊等。此外，在居处、服饰以及婚嫁、生育、丧葬习俗中也大多与医学有关，至今均不同程度地延续着。

由于中医承载着中华民族的精神、知识、智慧与情趣，具有精神层面的感召力和亲和力，拥有独特的方法和确切的防病治病作用，历史上的著名医家，如扁鹊、华佗、张仲景、王叔和、孙思邈、李时珍等，受到人们的尊敬和崇拜。如扁鹊、孙思邈等被奉为"药王"祭祀纪念。扁鹊墓全国就有10余处，药王庙则不可胜计。此外，还有与中医有关的庙会、文学、诗歌、邮票等，如李时珍、孙思邈纪念邮票等。同时，当代优秀中医也受到人们尊敬和怀念，如名医郭春园，医术高明，医德高尚，在他故去以后，人们为了纪念他，编排了话剧《一代名医郭春园》，公开演出。所有这些，都说明中医在当今社会仍发挥着重要的文化及社会作用。

4. 传承谱系

《汉书·艺文志》将医学的内容归入"方技略"中，分为医经、经方、神仙、房中四类。"医经者，原人血脉、经落、骨髓、阴阳、表里，以起百病之本，死生之分……"从班氏的叙述可见，凡是阐述人体生理机能、病理病源、诊治原则和方法、对临床处方、针刺艾灸、推拿手术等具有指导意义的著作，都属于"医经"，也即是中医对生命以及疾病的认知知识。

侍医李柱国将阐述医学认知方法的内容分为3家，即黄帝、扁鹊、白氏。据《汉书·艺文志》著录为"《黄帝内经》十八卷、《外经》三十七卷，《扁鹊内经》九卷、《外经》十二卷，《白氏内经》三十八卷、《外经》三十六卷，《旁篇》二十五卷"。这七家中除了《黄帝内经》18卷（又分《素问》9卷、《灵枢》9卷），后世仍有传本外，其他包括《黄帝外经》和《白氏内外经》等均已失传。故据《汉书·艺文志》著录，西汉以前的中医认知方法传承体系当为3家，白氏所撰早已不传，传承谱系不得而知，今简单介绍"黄帝流派"与"扁鹊流派"如下。

（1）黄帝流派

黄帝流派，起源于传说中的黄帝，代表性的著作是《黄帝内经》。到东汉时期，张仲景博采众方，继承了《黄帝内经》的学术思想，结合临床经验著成《伤寒杂病论》，为黄帝流派的传承和发展起到了重要作用。晋代王叔和是高平人，即今山东境内人，他曾做过魏太医令，是使张仲景的学术思想得以传承的一个重要医家。他对《伤寒杂病论》的整理，使其在后世得以流传并得到不断发展；王叔和还撰著《脉经》，补充了大量生命和疾病认知知识。晋代皇甫谧在《素问》《针经》《明堂孔穴针灸治要》的基础上吸收《难经》等著作的部分内容编撰了《针灸甲乙经》，是使上古时期的医学得以传承的一个重要的历史人物，他所撰写的《针灸甲乙经》尤其丰富了人体经络知识。

金元时期，刘河间创造性地运用五运六气的基本原理作为疾病分类的纲领，从五运主病、六气主病角度分析疾病发生、发展的机理，使《素问》病机十九条纲目更清晰，内容更丰富，成为认识临证病候的主要理论模式，奠定了金元医学创新的理论基础。张子和、李杲、朱震亨等都程度不同地吸收刘氏之学，再加以发挥，在不同的领域创立了新的理论，形成金元理论争鸣的繁荣景象。

宋朝对医学事业尤为重视，政府曾多次组织官员学者集体编纂医书，更建立专门机构校勘、刊行，医书得以广泛流传。如《黄帝内经》也多是经北宋校正医书局重修后刊行于世的。同时，两宋时期又是医学高度发展融合的时期，儿科与妇科等专科在此时得到了发展，代表作如钱乙的《小儿药证直诀》和陈自明的《妇人大全良方》。

明清以来，受刘完素火热学说影响，吴有性倡戾气说，为清代叶天士卫气营血学说的创建奠定了基础。清代王清任在大量解剖实践的基础上，对于人体生命的认识补充了新内容，其代表性著作为《医林改错》。这些医家以《黄帝内经》为理论基础，不断丰富对人体生命与疾病的认知。

（2）扁鹊流派

秦汉以前以扁鹊为代表的学术流派，由战国时的秦越人和西汉的淳于意（仓公）加以继承并予以传承，代表作为东汉时成书的《难经》。该流派创命门学说，并论述了经络、脏腑、三焦、疾病，尤其是强调了命门在人体生理活动上的重要作用，并描述了一些脏腑器官的周长、直径、长度、阔度以及重量、容量等，在三焦的认识上，不同于《黄帝内经》。

魏晋南北朝时期的医家谢士泰撰著《删繁方》，继承了《难经》学术思想，其内容古奥，从皮、肉、骨、脉、髓入手辨证论治，对疾病的分类不同于黄帝学派，将病分为皮病、肉病、骨病、脉病、髓病，形成一套六级辨证体系。葛洪、范汪、陈延之等不同程度继承了其学术内容，唐代孙思邈《千金要方》、王焘《外台秘要》也引了部分内容。

从历史文献中追溯可知，扁鹊流派是战国、秦汉时期在社会上影响最大、享誉最高的学派。《难经》《中藏经》《删繁方》等均为扁鹊学派的代表性著作，仓公、华佗等为扁鹊学派的传人，隋唐之后，扁鹊学派的地位和影响力开始下降，黄帝学派逐渐"一统医坛"。

5. 文化内涵

精神生活作用。中医植根于中华民族传统文化的土壤之中，其对生命与疾病的认知思想与医疗行为承载并传播着中国传统文化的精神，有着不可替代的文化认同作用。

在中国，尽管现代科学知识已经广泛普及，但传统文化仍然在人们的精神生活中占有重要地位，中医所承载的中国传统文化精神内涵如顺应自然、整体和谐等，其文化记忆与先祖一脉相承。中医作为这种传统文化形态的鲜活代表，与中华民族这一特定人群有着难以割舍的亲和力。中医对生命与疾病的认知思想与治疗疾病的方法，自然受到尊重和热爱。如对传统煎药、服药的认同，端午节喝雄黄酒、插艾叶，重阳节登高、饮菊花酒等民风民俗，这些医疗卫生行为具有鲜明的民族性和大众性。中医特有的概念和语言表述，具有亲切感和归属感。中医在凝聚民族精神、丰富精神生活、增进交流与沟通乃至促进社会和谐方面均有不同的贡献，是国人精神生活中的重要元素。

疾病防治作用。中医特有的对生命与疾病的认知和丰富的防治疾病方法，是中华民族医疗和健康的保障。在中国，"看中医"和"吃中药"，不仅是中国人防治疾病与养生保健的自然选择，也是中国人社会心理与行为方式的重要标志。尽管主动或首选接受中医治疗的人数有下降趋势，中青年人对中医缺乏了解和兴趣，但愿意或实际接受中医治疗的患者仍是一个数量巨大的群体。在中国多数县以上行政区划中，一般都设有专门的中医医院和诊室，这些医疗单位为疾病的防治发挥着重要的不可替代的作用，是中国医疗卫生体系中的重要组成部分。

养生保健作用。长期以来，中医特有的养生保健和"治未病"思想与方法，对保障和提高人民群众的生命健康发挥着作用。中医强调"天人合一"，主张顺应自然以"尽终天年"，这种观点在《黄帝内经》中有明确记载，且被后世不断丰富和发展，深刻影响着中国国民心理。直至今日，仍有各种养生保健方式，如"五禽戏""八段锦""太极拳"等。中医认为"药食同源"，许多食物同时可以作为药物使用，如大枣、芝麻等，在日常生活中使用这类"药食两用"的食物，可以达到强身健体的作用，既是一种生活习惯，也是一种养生方式。

6. 项目内容

认知内容。中医把人体放在自然界的整体运动和动态平衡中加以研究，在对人体生命与疾病认知以及防治中贯穿着"天人合一"的思想观。中医生命与疾病认知方法主要包括精气神、阴阳、五行、五运六气、脏象、经络、疾病与证候、病因病机、辨证、治则治法等内容。

气是人们对自然现象的一种朴素认识。《素问·宝命全形论》说："人以天地之气生"，"天地合气命之曰人"。《六节脏象论》又曰："气和而生，津液相成，神乃自生。"中医又认为"精能化气，气能生精"，"水谷之精气，谓之神"。神以精气为物质基础，是脏腑气血盛衰的外在表现。

阴阳学说属于中国古代哲学范畴。本义是指日照的向背，后用以解释自然界两种对立和相互消长的物质力量。古代医家将阴阳概念引入医学领域，用以认识和探讨人体的解剖、生理、病理和疾病的诊断、治疗等问题，并被赋予了特定的医学含义，成为中医学理论体系的重要组成部分。其主要可用来阐述人体生命活动，以及人与自然、社会等外界环境之间相互依存的关系。阴阳平衡是维持和保证人体生命活动的基础，阴阳失调则导致疾病的发生。

五行学说是中国古代的一种朴素的唯物主义哲学思想。中医学把五行学说应用于医学领域，以系统结构观点来观察人体，阐述人体局部与局部、局部与整体之间的有机联系，以及人体与外界环境的统一，加强了中医学整体观念的论证，使中医学所采用的整体系统方法进一步系统化，对中医学特有的理论体系的形成，起到了巨大的推动作用，成为中医学理论体系的哲学基础之一和重要组成部分，并用以指导疾病的治疗。

　　运气学说是中国古代研究气候变化及其与人体健康和疾病关系的学说，在中医学中占有比较重要的地位。运气学说的基本内容，是在中医整体观念的指导下，以阴阳五行学说为基础，运用天干地支等符号作为演绎工具，来推论气候变化规律及其对人体健康和疾病的影响。

　　藏象是人体重要的生命现象，主要包括五脏、六腑、奇恒之腑以及精、气、血、津液的生理功能和病理变化。中医学藏象理论的形成，主要来源于对人体脏腑生理活动和病理变化的观察与总结。古人在长期的生活和医疗实践中，细致地观察了人体的各种生理、病理现象，并联系当时的解剖知识，在对人体脏腑器官及其功能活动有了进一步认识的基础上，形成深刻的理解。

　　经络是人体气血运行的通道，有联络全身的作用。经络系统包括十二经脉、奇经八脉以及络脉等，是中医诊断和治疗疾病的基础，也是针灸、推拿等疗法的重要理论依据。研究经络系统的生理功能、病理变化及其与脏腑之间的关系的理论，称为经络学说，是中医学分析人体生理、病理和对疾病进行诊疗的主要依据之一。经络学说的内容十分广泛，包括经络系统各组成部分的循行部位、生理功能、病理变化及其表现，经络中血气的运行与自然界的关系，经脉循行路线上的穴位及其主治作用，经络与脏腑的关系，等等。

　　病因是研究疾病发生原因和条件的学说，包括外感六淫、内伤七情和饮食劳倦等。

病机学说是阐明疾病发生、发展和变化规律的学说，其任务旨在揭示疾病的本质，是对疾病进行正确诊断和有效防治的理论基础。病机学说的内容，包括疾病发生的机理、病变的机理、病程演变的机理三个部分。

辨证论治是运用望、闻、问、切等四诊方法全面诊察疾病，并将诊察结果加以综合分析，确立治疗原则与治疗方法的过程。治则治法是治疗疾病必须遵守的基本原则与方法，是中医在长期临床实践中总结出的治疗规律，主要有调整阴阳、扶正祛邪、标本缓急以及因人、因时、因地制宜等。辨证即是认证识证的过程。证是对机体在疾病发展过程中某一阶段病理反映的概括，包括病变的部位、原因、性质以及邪正关系，反映这一阶段病理变化的本质。论治又称施治，是根据辨证的结果，确定相应的治疗方法。辨证和论治是诊治疾病过程中相互联系不可分离的两部分。辨证是决定治疗的前提和依据，论治是治疗的手段和方法。通过论治的效果可以检验辨证的正确与否。对疾病、证候的认识，中医学有着独特的理论与方法。中医学认为，疾病的发生是正邪消长的表现。《黄帝内经》提出"正气存内，邪不可干""邪之所凑，其气必虚"的疾病观。《伤寒杂病论》等早期文献中记载了大量对疾病的认识，隋代的《诸病源候论》中记载了 67 门 1 720 种病证。

中医生命与疾病认知是中医的核心，在中医养生、诊法、疗法、方剂、中药、针灸及临床实践的各个环节中发挥指导作用。受西方医学的影响，能够理解和传承这一知识的人日渐减少，亟待得到尊重保护和发展。

相关器具及作品等。原始人类最早所使用的生产工具是石器和骨器，随着时代的发展，与中医治疗相关的各类器具仅列举几例见如下。

（1）砭石

砭石是用石头治病的一种古代中医疗法，也称砭术或砭疗。山东曲阜孔庙的东汉画像中，有一幅鹊身人首神医治病图，手执之医疗器具很可能就是砭针。在《黄帝内经》、马王堆帛书中均有记载，是我国最古老的治疗工具，是中医外治法的鼻祖。古代砭石疗法有两大基本技法，一种是用针状的尖锐砭石刺入皮肤肌肉，排出脓血，主要用于气盛血聚已化为脓血的肿疡；另一种是对于气盛血聚但尚未化脓的肿疡，用不尖锐的砭石进行"石熨"，"石熨"是一种非侵入式的无损伤疗法，相当于一种石头按摩术，又分为用加热的石头进行按摩的温熨和用不加热的石头进行按摩的冷熨。

（2）刀具

随着冶炼技术的出现，金属制作的各种刀、针等外科医疗器具也形成了。外科刀具历来是外科手术器具的主角，从现存最早的医学文献《五十二病方》中用刀割治痔漏开始，到汉末华佗的剖腹术，以及《世医得效方》的创伤外科学，都离不开各种外科刀具。

（3）线刀

以线代刀是中医外科独树一帜的特色，实际上是一种慢性切开术，利用线的张力或橡皮筋的弹力使被勒紧的部位由于血运障碍而逐渐发生压迫性坏死，从而达到切开或切除的目的。

（4）烙具

使用金属烙具烧红刺入脓疡或病变组织，使脓肿溃破或组织坏死，而替代开刀的一种方法。不仅可以避免切开、分离过程中引起的出血，而且烧伤后的引流管道短期内不会闭合，保障了引流的通畅。

（5）探针

探针作为一种医疗器具，早在春秋战国时期，我国已有了使用探针的记载。此外，古代铜捣筒、药碾、火罐、刮痧板、煎药罐、存药罐、针灸铜人、脉枕等，均可作为中医在探索生命与疾病认知方法过程中用到的器具。

在医疗活动过程中，医家们还将自己的经验记载下来，形成了各类作品，包括书籍、图谱等。值得注意的是，历代流传下来的图谱，包括经络图、内景图、本草类图谱，均具有重要的研究价值。

7. 保护现状

中医对人体生命与疾病的认知方法一是由传承人承载，二是由传承物承载。以下简述之。

（1）传承人保护现状

传承模式变异使中医后继乏人。在中医教育方面，过度强调西医学教育，在课程设置上西医学与中医平分秋色，甚至超过中医。把西医学的理论和理化知识确定为必修课，而把中医经典课目降为选修课，通过实验研究大量培养中医硕士和博士。在这种"弃中学西"的背景下，培养出来的中医自然习惯于用现代医学的理念解释中医。中医院校的学生们重视现代医学，轻视中医，极少阅读或没有能力阅读中医的古籍文献，毕业后大多不会按中医的思维方法诊治疾病。另一方面，传统的师徒相授、父子相承培养教育模式，几千年来，这种模式造就了一大批名医和世家，成为中医传承的自然选择。当学院式的教育取代了传统的师承教育之后，师承式的教育不被承认，一些有实际经验的民间医生不能参加执业医师的资格考试，被排除在执业医师队伍之外，中医的传承陷入了后继乏人境地。一些缺乏文献记载、依靠口传心授的民间医药面临着严重的生存危机，许多传统的、行之有效的医疗技术、经验秘方、炮制技术与制剂方法等，随着老一辈人故去而失传。

（2）项目保护现状

社会变革使传统医学面临着挑战。随着西风东渐，世界经济一体化的加速，人们盲目崇拜和追求外来的文化，传统医学正在受到极大的破坏。表面看起来，中医的学校和医院在增加，并且培养了一大批继承者，甚至广泛传播到世界各地，中医看似发展了，但其核心思想却在悄然消失。以伏羲针灸、神农药学、黄帝对生命与疾病的认知、伊尹汤液、扁鹊脉学、岐黄养生及张仲景辨证为代表的中医正在逐渐发生变异。

中医的理念正在淡化和边缘化。中医植根并且成长于特定的自然与社会环境中，蕴含着本民族特有的精神思维和文化传统。由于传统文化土壤的逐渐丧失，人们对传统中医的亲和感逐渐在下降，能够认同和传承中医的优秀人才逐渐减少。相关制度制约着中医的传承发展。现代政府部门对于中医的管理普遍使用是现代医学的标准和模式，致使中医医院的管理不得不使用西医医院的管理模式。医生更多地习惯采用西医或中西医结合的方式来诊治疾病，习惯依靠仪器、化验等现代化手段来诊断并判断疾病的预后，所套用的是西医学的标准。而能够熟练运用理法方药辨证处方的医生却严重萎缩。

资源匮乏造成中医的生存危机。中医的医疗实践依赖于自然的植物、矿物和动物药，而且重视药物的道地性。中国丰富的动植物资源，是中医传承发展的必要条件。但是，随着工业化的开发，经济利益的驱使，土地和森林资源受到过度开发，生态环境恶化，自然资源逐渐减少，一些药材品种处于濒临灭绝的境地。人工栽培的药物，失去了药材的道地性，加之农药和化肥和滥用，使药材的质量和安全性下降，进而导致临床疗效下降，去优势特色，面临生存的危机。

二、甘孜州南派藏医药

1. 项目概要

南派藏医药是在康巴藏区独特的自然地理人文环境中产生和发展

的藏医药学主要流派，甘孜藏族自治州是藏医药的发祥地之一，也是南派藏医药的故乡。千百年来，继创始人宿喀·娘尼多吉（1439—1475）之后的历代南派藏医药学者将这一藏医派别代代相传。2006年5月"甘孜州南派藏医药"列入第一批国家级非物质文化遗产保护名录，保护单位为甘孜州藏医院，国家级代表性传承人为唐卡·昂翁降措、格桑尼玛。

2. 项目所在地区概况

甘孜州是四川省的一个地级自治州，分别与西藏、青海、云南等省区为邻，藏族人口占77.8%，州政府驻康定市。地处青藏高原东南缘，山川呈南北纵列式排列，沟谷纵横，河流众多，有金沙江、大渡河、雅砻江等主要河流。海拔较其他部分藏区低，气候也较其他部分藏区湿热。动物、植物、矿产资源极其丰富，是藏药的主要产地。

甘孜州系康巴藏区的主体，俗称康区，是历史上早期民族频繁迁徙的"民族走廊"腹心带，又是内地通往西藏的交通枢纽、藏汉贸易的主要集散地和"茶马互市"的中心。在长期的历史发展形成过程中，多元性文化历史印记和鲜明的地域特征交织，文化资源底蕴深厚，源远流长，民族风情绚丽多彩，形成了独特的康巴文化。同时，又是藏传佛教派系保留最全，藏族文化典籍、文献保存最完整，藏医药理论研究与制药发展最早的地区。德格县与西藏拉萨、甘肃夏河同称为藏区三大文化中心，素有"藏族文化宝库"之誉，其中德格印经院收藏有藏族文化典籍印版27.5万余块，文献总字数达3亿之巨。全州格鲁、萨迦、宁玛、噶举、苯波五教派齐兴并举，宗教文化十分丰富。甘孜州南派藏医药就是在这种独特的自然地理和文化环境中产生和发展的。

3. 项目历史发展与现状

藏医药学历史悠久，早在约3 800年以前，以杰普赤西为代表的藏医学家编著了《苯医四续》。其后的《月王药诊》是现存吐蕃时期遗留下来的最早的一部藏医药经典著作。公元 8 世纪藏医药学创始人宇妥·元丹贡布所著的藏医药学奠基著作《四部医典》表明藏医学已经发展到成熟阶段。藏医药学到公元 15 世纪，已经形成了独立的医疗体系。藏医药学术气氛空前活跃，产生了许多各具特色的医药学派。其中最著名的是以向巴·郎加扎桑为代表的"北派藏医药"，其基本理论是在《四部医典》的基础上，重点研究北部高原及冰川雪山地区藏医药而形成的，尤其擅长治疗好发于北方高寒地区的疾病，其理论得到了空前的发展，被认为是对《四部医典》继承后的第二大理论体系，后世称之为"北方寒凉派"。宿喀·娘尼多吉被称为"南派藏医药"理论创始人，"南派藏医药"学的第一圣人。他以《四部医典》的理论为指导，对产生于南方河谷地带的藏药材以及好发于温热带地区的瘟疫、赤巴病等常见疾病进行探讨和研究，被后世称为"南方温热派"的藏医药学派便应运而生，从而极大地丰富了藏医药学理论。"南派藏医药"经过杰巴泽翁、释迦汪秋、宿喀·洛珠杰布（1509—1572）、五世达赖喇嘛（1617—1681）、达姆·门然巴洛桑曲批（1638—?）等一代又一代藏医药学家的继承和发展，一直到司都·确吉迥列（1700—1774），南北派藏医药学才得到真正意义上的统一。

　　司都·确吉迥列师承当时著名的"南派藏医药"学家直贡·本冲益西和珅玛桑培学习藏医药。在他担任德格八邦寺主持期间，创立了康巴地区第一所藏医药专门学校，培养了许多康巴籍藏医药名宿，极大地推动了"南派藏医药"的发展。由于他精通并推崇南北派藏医药学理论，至此，南北派藏医药学才得到真正意义上的统一。蒂玛·丹真彭措（1725—?）师从司都·确吉迥列、康追·根嘎丹真等，足迹踏遍中国藏、川、滇和印度等地寻访名师，并对各种药材进行实地考察，经过几十年的努力，编成了集 18 世纪前藏药学大成的《晶珠本草》，全书收载药物 13 类 2 294 种，成为流传最广的藏药学本草著作，在技术水平和科学性方面达到了当时高峰，被列为国家经典医学著作之一。嘉央·青则江布（1820—1892）、贡珠·云丹嘉措（1813—1899）、米旁·郎加嘉措（1846—1912）皆为 19 世纪初"南派藏医药"的杰出代表，是继司都·确吉迥列之后康巴藏医药史上最著名的三大学者，他们在藏医药学上的成就，使藏医药得到了前所未有的发展，并为后代留下了极其宝贵的文化遗产。1950 年西康解放以后，甘孜南派藏医药事业步入了一个崭新的时代，取得了巨大的成就，1984年成立了甘孜州藏医院，下属各县也成立了藏医院，成为传承发展这一文化遗产的主体，此外还有一些藏传佛教寺院和民间藏医在传承着南派藏医药。

4. 项目传承谱系

宿喀·娘尼多吉是"南派藏医药"理论创始人，其后"南派藏医药"经过杰巴泽翁、释迦汪秋、宿喀·洛珠杰布（1509—1572）、五世达赖喇嘛（1617—1681）、达姆·门然巴洛桑曲批（1638—?）、司都·确吉迥列（1700—1774）、蒂玛·丹真彭措（1725—?）、嘉央·青则江布（1820—1892）、贡珠·云丹嘉措（1813—1899）、迷旁·郎加嘉措（1846—1912）等大师的传承发展，目前，国家级代表性传承人为唐卡·昂翁降措、格桑尼玛。

5. 项目文化内涵

藏医药的文化内涵是藏民族对于宇宙生命的基本认知产物，并受到藏族宗教苯教及藏传佛教的深刻影响，有着一种自然主义结合神灵主义的文化内涵。藏医认为隆、赤巴、培根三因是构成人体所需的能量和物质的基础。产生疾病的最根本的原因是对于自我的无知，产生了无明，无明而至"贪、嗔、痴"，故而三因失和，百病由生。因此，藏医把"贪、嗔、痴"导致的隆、赤巴、培根失调作为疾病的内因，而把影响三因的外界因素包括季节、气候、起居、饮食、行为、情志、外伤等，视作导致疾病的外因。"南派藏医药"所在区域属于温热地区，对于温湿热气候影响更为重视。藏医理论的三因和佛教的三毒相关联，使人们认为依从宗教的道德，可以回报以健康。

6. 项目内容

藏医。自公元15世纪中叶宿喀·娘尼多吉创立"南派藏医药"理论体系以来，历代南派藏医药学家承前启后，积极创新，不断丰富和发展藏医学的基本内容，为藏医药学的继承和发展，发挥了极为重要的作用。南派藏医药重点研究好发于温热带地区疾病的瘟疫、赤巴病等常见疾病，擅长治疗因热性导致的瘟热疫症，对治疗胃炎、胃溃疡、肝炎、胆囊炎、肝硬化等热性疾病有独特的疗效，对寒热交错、"三因失调"引起的风湿、类风湿、中风、瘫痪以及高原性心肺疾病等有显著疗效。

藏药。主要取材于南方河谷地带的藏药材。藏药约有2 000种，其中矿物药和动物药几乎占了用药总数的一半，这在其他传统医药学中是很少见的，藏药的使用和治疗，主要是通过"复方"的形式而体现的。"单味药"所组成的"单方"在藏医中很少使用，药物必须经过加工与炮制。藏药炮制的目的主要是消除或降低药物的毒性以及适当改变某些药物的性能，借以提高药物的疗效或更适用于某类疾病。藏药在配制之前首先对原药材进行鉴定，然后再按照炮制通则进行加工炮制，药物的炮制一般包括筛、刮、洗、淘、泡、漂、烫、煮、蒸、碾、淬、炒、煅等，南派藏医药擅长"佐塔"等藏医药名贵药材的炼制。主要成药有珍珠七十丸、仁青芒觉、仁青常觉、如意珍宝丸、二十五味珊瑚丸、二十五味松石丸等，深受藏区民众欢迎，声名远扬。

文献及相关器具。藏医药文献及挂图主要有《四部医典》《月王药诊》《晶珠本草》《本草秘籍》《佐塔配制手册》《四部医典》曼唐

（挂图）等。藏医外科传统手术器械主要有探针、割痔器械、手术钳、手术镊、手术刀、穿刺针、挖匙和骨锯、烧灼器、熏药壶、黄水抽吸器、牛角罐、灌肠器、剃发刀、药锉、眼药点眼器、眼罩、药筛、药帚等。藏药传统炮制、加工、制药工具主要有石匮（碎药用）、石槽（研磨、粉碎）、石锅、手动铜质制丸机、羊皮口袋（制丸）、獐子皮口袋（炼制佐塔）、瓦罐（金属炼制）、竹筛（过筛）等。

7. 项目保护现状

（1）传承人保护现状

目前，甘孜南派藏医药国家级代表性传承人为唐卡·昂翁降措、格桑尼玛。两位传承人均曾为保护单位甘孜州藏医院职工，其中，唐卡·昂翁降措已去世，其医术由其女婿降拥四郎，徒弟如忠登郎加、多吉扎西、登巴、阿泽等继承。降拥47岁，也收徒弟，主要有阿佳、汤宗芸、降拥青措、泽仁桑珠、泽翁拥忠等。格桑尼玛74岁，已退休，有徒弟杨宝寿、江华等人。作为该项目的传承人，他们富有自豪感，并有充分的传承意愿。遴选弟子的标准都要求具有良好的医风医德，并热爱藏医药学。目前还没有正式拜师仪式。传承方式主要有言传身教，传授藏医药理论，并坚持临床带教，在实践中传授南派藏医药精髓。

（2）项目保护现状

甘孜南派藏医药项目在国家名录分类中为传统医药类藏医药项目，保护单位和申报单位一致，均为甘孜州藏医院，单位性质为国家事业单位。进入国家级名录后，举行了项目标牌授予仪式，并将标牌悬挂于保护单位显著位置，保护单位甘孜州藏医院，成立了由杨宝寿院长任组长的非物质文化遗产保护领导小组，领导开展保护工作，但目前没有设专人从事非物质文化遗产的保护工作，也没有建立该项目专门的保护制度以及相关规章。

保护单位重视收集整理该项目相关古籍文献、相关文物工具，整理了藏医药古籍文献 240 余部，绘制《四部医典》挂图 80 幅，并塑造一批南派藏医药先贤塑像，建立了甘孜南派藏医药展示馆，约 30 平方米大小，保存、陈列古籍等文物。

保护单位开展了"佐塔"等藏医药珍贵药材的炼制工作，整理了南派藏医药发展历史，出版发表了相关专著和论文。传承人的部分配方申请了专利。保护单位重视宣传教育工作，每年组织甘孜州基层藏医师进行培训，并让他们多次参加上级举办的非物质文化遗产展览，向社会公众宣传甘孜南派藏医药。

另外，本节撰写时部分采用了调研时藏医学院提供的资料，特此表示感谢。

第二节　炮制技术

一、中药炮制技术

1. 项目概要

中药炮制取材于自然界的植物、动物和矿物，根据中医学的理论，经过加工、炮制、做成汤液或其他剂型的制剂，是一种特殊的制药工艺。2006 年 5 月 20 日"中药炮制技术"经国务院批准列入第一批国家级非物质文化遗产名录。申报地区为北京市，申报单位为国家中医药管理局。2007 年 6 月 5 日，经文化部认定，中国中医科学院王孝涛与中国中药协会的金世元作为该项目代表性传承人，被列入第一批国家级代表性传承人名单。

2. 项目所在地区概况

中国位于亚洲东部和中部,太平洋西岸。地势西高东低,由帕米尔高原、青藏高原到东南沿海;气候复杂多样,从南到北跨热带、亚热带、暖温带、温带、寒带等气候带。中国位于北半球,北回归线穿过南部,大部分地区位于北温带和亚热带,属东亚季风气候,南北温差悬殊。每年10月至次年3月刮冬季风,大部分地区寒冷干旱;4—9月刮夏季风;大部分地区高温多雨。各地年平均降水量差异亦大,东南沿海为1 500毫米,西北部在500毫米以下。如此地理环境,为物种的多样性提供了有利条件,中药资源极为丰富。

3. 历史发展与现状

中药炮制方法主要起源于中国黄河中下游地区。公元前3世纪以后,不断向周边地区发展,进而遍布于全国。

中药炮制历史久远。汉以前,古文献中记载的均为比较简单的炮制内容。《五十二病方》是我国最早有炮制内容记载的医方书,书中包括净制、切制、水制、火制、水火共制等炮制内容,并有具体操作方法的记载。《黄帝内经》在《灵枢·邪客》中有"制半夏"的记载。

我国第一部药学专著《神农本草经》在序录中载有:"凡此七情,合和视之……若有毒宜之,可用相畏相杀者,不尔勿合用也。"这是当时对有毒药物炮制方法与机理的解释。张仲景在《金匮玉函经》"证治总例"中载药物"有须烧炼炮制,生熟有定",开创了药物生熟异用学说的先河。《本草经集注》是陶弘景所撰写的我国第二部中药专著,它第一次将零星的炮制技术作了系统归纳,说明了部分炮制作用。

南北朝刘宋时代,雷敩总结了前人炮制方面的技术和经验,撰成《雷公炮制论》三卷,是我国第一部炮制专著。书中记述了药物的各种炮制方法，如拣、去甲皮、去粗皮、去节并沫、揩、试、刷、刮、削、剥等净制操作；切、锉、擘、锤、春、捣、研、杵、磨、水飞等切制操作；拭干、阴干、风干、晒干、焙干、炙干、蒸干等干燥方法；浸、煮、煎、炼、炒、熬炙、焙、炮、煅等水火制法；苦酒浸、蜜涂炙、同糯米炒、酥炒、麻油煮、糯泔浸、药汁制等广泛地应用辅料炮制药物的方法。

唐代在炮制原则系统化和炮制新方法方面有较详细的记载，在中药炮制方面有长足进步。《新修本草》是唐代苏敬等修订的世界最早药典，首次规定将米酒、米醋入药，将炮制内容列为法定内容，记有作蘗、作曲、作豉、作大豆黄卷、芒硝提净等法。对矿物药的炮制方法均有较为详尽记载，炮制内容更加丰富。

宋代炮制方法有很大改进，其炮制目的也多样化了，开始进入了从减少副作用到增加和改变疗效，从汤剂饮片的炮制进入重视制备成药饮片炮制的崭新阶段。

金元时期，名医各有专长，张元素、李东垣、王好古、朱丹溪等均特别重视药物炮制前后的不同应用，阐述炮制辅料的作用，并开始对各类炮制作用进行总结，逐渐形成了传统的炮制理论。

明代李时珍的《本草纲目》是我国古代大型药学著作，载药1892种，其中有330味药记有"修治"专目。在"修治"专目中，综述了前代炮制经验。

清代多在明代的理论基础上不仅增加了炮制品，并在文献中有炮制方法与作用的专项记载，提出对某些炮制的不同认识和看法。张仲岩所著的《修事指南》，为清代炮制专著，收录药物232种，为我国第三部炮制专著。它较为系统地叙述了各种炮制方法，认为炮制非常重要。

中华人民共和国成立以后，在继承方面，各地对散在于本地区的具有悠久历史的炮制经验进行了整理，并在此基础上制定出版了各省市中药炮制规范，同时，国家药典中也收载了炮制内容，制定了"中药炮制通则"，并相继出版了一些炮制专著。如《中药炮制经验集成》《历代中药炮制法汇典》《樟树中药炮制全书》等，将散在于民间和历代医籍中的炮制方法及地方炮制方法进行了系统整理，形成了较为完整的文献资料。

目前传统的"一方一法"的用药模式已不复存在，许多特殊而又可产生特效的传统炮制技术逐渐被遗忘。现存为数不多的身怀绝技的炮制老药工对于自己经过长期工作总结出来的炮制方法秘而不宣，传统的炮制技术面临衰退甚至失传的局面。此外，由于正规饮片生产企业利润微薄，从业人员待遇低廉，年轻人无动力去学习、继承传统的炮制技术，使老药工后继无人。中药炮制技术已处于日益萎缩的濒危状态。

4. 传承谱系

中药炮制技术在汉代以前就有记载，主要是以书籍的形式收集、整理民间中医用药的炮制方法得以传承。历史上传承人有张仲景、陶弘景、雷敩、孙思邈、苏敬、张元素、李东垣、王好古、朱丹溪、李时珍、陈嘉谟、张仲岩等。

目前，全国专门从事炮制学科教学及科研人员队伍不超过百人。老一代代表人物是王孝涛、原思通（中国中医科学院中药研究所）、叶定江（南京中医药大学药学院）、张世臣（北京中医药大学药学院）、王琦（山东中医药研究院）等。为了炮制技术的继承和发展，中国中医科学院中药研究所在2001年成立了专门的炮制技术研究机构，即中药炮制研究中心，主任由肖永庆担任。各中医药院校如南京中医药大学药学院、辽宁中医药大学药学院、江西中医药大学药学院、北京中医药大学药学院等一般都设有炮制教研室或教研组。

中华中医药学会专门设立了炮制分会，主任原思通，常务副主任兼秘书长肖永庆。副主任有丁安伟、贾天柱、龚千峰、孙秀梅、孙立立、任玉珍、顾振荣、张振凌、于留荣等。副秘书长李飞，秘书李丽。

目前登记注册的饮片生产企业有700余家，但规模较大的只有10余家，其代表为安徽沪谯中药饮片厂、广东康美中药饮片生产基地等。

5. 文化内涵

中药炮制是中药传统制药技术的集中体现和核心，中药材经过炮制成饮片后才能入药，这是中医临床用药的一个特点，"饮片入药，生熟异治"是中药的鲜明特色和一大优势。中药饮片炮制技术是中国特有的，是中国几千年传统文化的结晶，是中华文化的瑰宝，是中国特色的文化遗产和技术。

6. 项目内容

中药炮制是指在中医理论的指导下，按中医用药要求将中药材加工成中药饮片的传统方法和技术，古时又称"炮制""修事""修治"。药物经炮制后，不仅可以提高药效、降低药物的毒副作用，而且方便存储，是中医临床用药的必备工序。几千年以来，不仅积累了丰富的炮制方法与技术，而且形成了一套传统的炮制加工工具。

主要传统炮制方法有如下数种。

清炒法：炒黄、炒焦、炒炭。

加辅料炒法：麸炒、米炒、土炒、砂炒、蛤粉炒、滑石粉炒。

炙法：酒炙法、醋炙法、盐炙法、姜炙法、蜜炙法、油炙法。

煅法：明煅法、煅淬法、扣锅煅法。

蒸煮燀：蒸法、煮法、燀法。

复制法：发酵、发芽法。

制霜法：去油制霜法、渗析制霜法、升华制霜法、煎煮制霜法。

其他炙法：烘焙法、煨法、提净法水飞法、干馏法、特殊炙法。

7. 保护现状

近年来，国家相继投入 1 500 万元举行了炮制工艺规范化、饮片质量标准和炮制原理的研究。近 50 年来由于国家的重视，先后开展了古代炮制文献的整理研究；编订颁布了各省市自治区的《中药炮制规范》《全国中药炮制规范》和《中国药典》，逐步形成了我国特有的中药饮片"三级质量标准"；建立完善了中药炮制学科的中专、学士、硕士和博士教育系统；将中药饮片生产的个体手工作坊发展成数以千计的中药饮片加工厂，并部分地实现了机械化生产；在"七五""八五""九五"和"十五"科技攻关计划中，先后立题资助了 130 余种常用中药饮片的科学研究，取得了一批科研成果，逐步提高了中药炮制学科的学术水平。

国家早就认识到中药饮片炮制技术的重大意义，对中药炮制技术的出口进行了严格限制。原对外贸易经济合作部于 2002 年 1 月 1 日起施行的《中国禁止出口限制出口技术目录（一）》中就已明确指出："中药饮片炮制技术"中的"毒理中药（制川乌、制草乌、炮附子等 5 种）的炮制工艺和产地加工技术"以及"常用大宗中药（熟大黄、熟地黄、六神曲、建神曲等 8 种）的炮制工艺和产地加工技术"禁止出口。2003 年 3 月 11 日原国家计委、国家经贸委、外经贸部颁布的《外商投资产业指导目录》中在鼓励投资的中药材、中药提取物、中成药加工及生产中特别注明"中药饮片传统炮制工艺技术除外"，而禁止外商投资项目中也包括"列入国家保护资源的中药材加工（麝香、甘草、麻黄草等）；传统中药饮片炮制技术的应用及中成药秘方产品的生产（云南白药、六神丸、片仔癀等）"。2002 年 1 月 1 日起实施的《中国禁止出口限制出口技术目录》中，"中药饮片炮制技术"被列入禁止出口范畴。

为保护传统炮制技术，由中国中医科学院负责组织、中国中医科学院中药研究所作为具体保护单位拟订了十年保护计划，包括以下具体内容：进一步全面深入细致地开展普查工作，摸清传统炮制技术发生、发展的历史沿革。以王孝涛编著的《历代中药炮制资料辑要》为蓝本，搜集、整理历代炮制方法及饮片应用情况；对全国现存炮制方法进行调查、分类、整理；对全国现有的炮制老药工以及他们的炮制经验进行普查；对全国饮片生产企业（包括外企）的生产状况进行普查；在以上基础上组织具有经验的老药工进行"以师带徒"方式的传承；在炮制技术的保密方面为国家相关部门制定政策、法规提出合理、具体的建议。

（1）传承人保护现状

目前中药炮制技术项目国家级代表性传承人为王孝涛和金世元。课题组对两位老先生进行了深度访谈。在访谈中，两位传承人均对传承中药炮制技术具有强烈的使命感和责任感，非常希望能够将这项技术传承下去。王孝涛在中国中医科学院通过研究生教育和博士后研究的方式培养了一批学生，其中不乏佼佼者，已成为该领域的学术带头人。金世元目前培养的后继人才共有5人，其中家族1人，即其孙女金艳；同仁堂集团公司直属单位的王志举等2人；通州人卫饮片厂1人；北京卫生学校1人。除积极培养传承人之外，两位老先生也对目前中药炮制技术的濒危状态；对自身年事已高、后继乏人等情况表现出忧虑。

（2）项目保护现状

目前，国家禁止外企和中外合资企业利用传统炮制工艺在中国境内进行中药饮片生产，这一规定是为了保护我国的传统文化，以防止我国独有的中药饮片生产传统炮制工艺泄密而有损于我国传统医药工业的发展。但国家相关部门虽有明文规定，某些地方为地方经济发展的需要，仍以独资或合资的方式批准外企在中国境内建立了中药饮片生产企业，有的老药工被聘为专家，给中药炮制技术的保护与管理增加了难度。

此外，近年来大量有关炮制工艺及饮片质量标准研究方面的文章公开发表，而且数十部炮制专著也像雨后春笋般地出版。无论是从其炮制工艺要点，还是对饮片的形、色、气、味都描述得相当准确；无论是传统的炮制工艺，还是现代质量控制方法都已毫无保留地公布于世，使很多传统的炮制方法变成了"公开的秘密"。

而相关部门对炮制技术的继承和保护尚未充分重视，在继承和保护方面未采取具体措施，使得中药饮片炮制技术面临着萎缩的状态。

二、四大怀药种植与炮制

1. 项目概要

2007年2月，"四大怀药的种植和炮制"被河南省人民政府公布为第一批省级非物质文化遗产名录。2008年6月被国务院公布为第二批国家级非物质文化遗产名录。2009年6月焦作市武陟县孙树武、沁阳市李成杰被认定为该项目的国家级代表性传承人，2010年6月温县康明轩被任命为该项目省级代表性传承人。

"四大怀药"乃怀山药、怀地黄、怀菊花、怀牛膝四种药用植物的总称，因焦作古属怀庆府管辖，故史称"四大怀药"。千百年来，"四大怀药"以其独特的种植和炮制工艺，充分发挥了特有的药效和滋补作用。有史料表明，自公元前734年封建诸侯卫桓公以怀山药为贡品进献周王室起，直至清朝末年，四大怀药一直作为贡品进献历代王朝。而随着明清怀药商人崛起，大大促进了怀药加工的规范化和怀药文化品牌的形成，使"四大怀药"成了全国首屈一指的地道药材。"四大怀药"突出的历史文化价值、传统的养生保健价值凸现了"怀川文化"的重要性。

2. 项目所在地区概况

自然地理。焦作地区位于河南省西北部，北依巍巍太行，南临滔滔黄河，为黄河、沁河的冲积平原。焦作现辖沁阳市、孟州市、武陟县、温县、博爱县、修武县和解放区、马村区、山阳区、中站区。焦作市属于暖温带大陆性季风气候。全市年平均气温14.4摄氏度，年积温在4 500摄氏度以上，日照时数4 430小时，总辐射量475—511千焦/厘米^2，无霜期200天左右，热量、光能资源充足，四季分明。焦作地区土质疏松，腐殖质含量高，土壤肥沃。经黄河、沁河、济水、丹河、蟒河等河流的交汇、冲积，将各种的微量元素聚集于此，为"四大怀药"的生长提供了良好的土壤条件。焦作地区水源丰富，年降水量800—1 000毫米；黄河自西而东纵贯焦作南部；济水、沁河呈东南流向斜穿焦作地区注入黄河。广泛分布于焦作北部太行山的岩溶地貌，使山区的雨水渗入地下，携带各种矿物质源源不断地补充到焦作的土壤中，为"四大怀药"的生长提供了丰富的水源条件。"四大怀药"的种植与加工炮制，主要分布在焦作市的武陟、温县、沁阳、孟州、博爱等县市。

人文环境。焦作是一个历史文化非常悠久的城市，古称山阳、怀州，是华夏民族早期活动的中心区域之一，有盘古开天地、华夏祖先伏羲女娲成婚、女娲补天、轩辕黄帝祈天破蚩尤、大禹治水等神话传说。现存裴李岗文化、仰韶文化和龙山文化遗址。有神农祭天处、尝百草处、药王孙思邈活动等遗迹，人文底蕴十分丰厚。

3. 历史发展与现状

传说神农在焦作沁阳神农山中尝百草时就发现了"四大怀药"，商周时期这里沿山而居的农民开始食用野生的"四大怀药"，并逐渐发现了它们的强身与保健功能。于是，农民们将这些野生药物移植于田，不断驯化，形成了流传数千年的怀药种植传统。

据专家考证，四大怀药确实是由焦作北部太行山中的野生种驯化而来。唐高宗李治永徽元年（650），黄河中下游流域发生瘟疫，医药学家孙思邈闻讯来到今博爱县月山寺西侧、丹河东岸的圪垱坡，挂牌行医，为群众治病。由于所制防瘟药剂的必需一味野生怀药供不应求，孙思邈便带动当地百姓广泛种植怀药，于是，在当地丹河、沁河两岸形成了民间种植"四大怀药"的传统。现今，在沁阳神农山的老君洼一带，仍保留着山药沟、地黄坡、牛膝川、菊花岭等用"四大怀药"命名的自然地名。有资料表明，到清朝末年，仅怀山药的种植面积就达 9 平方千米，总产量超过 100 万千克。当年，怀川百姓种植怀药的盛况，被清乾隆年间怀庆府河内县令范照黎用诗词的形式记录下来，曰："乡民种药是生涯，药圃都将道地夸。薯蓣篱高牛膝茂，隔岸地黄映菊花。"

"四大怀药"的种植和加工具有严格的传统工艺要求，怀地黄的"九蒸九晒"，怀山药的反复浸泡和熏蒸、晾晒和搓制都使其具有了优越的品质。"四大怀药"一直作为贡品进献历代王朝。《怀庆府志》中记载："地黄、山药、牛膝、菊花等俱出河内，为朝贡常数。"史载，沁阳城关郝圪垱村（今水北关村）大道寺后院所产地黄横断面有"菊花心"者为地道药材。明清时全国各地的怀药商行均悬挂"大道寺地黄"招牌，以示正宗。而怀山药则以沁阳市山王庄镇大郎寨庙后所产质量为上乘，凡销往各地的山药必标明"怀郎"字样。历代朝廷征收怀药贡品时，均点名要大郎寨产的"郎山药"。而且唐宋时期，焦作地区所产怀地黄、怀山药、怀牛膝、怀菊花还通过"丝绸之路"传入西亚和西欧诸国。

中医素有"用药必依土地，非地道药材就没有中医"的说法。历代中药典籍如《神农本草经》《伤寒论》《金匮要略》《图经本草》

《本草纲目》等古籍中均有记载和论述。《神农本草经》曰："山药以河南怀庆者良。"隋唐宋元时期"四大怀药"得以推广，《名医别录》载："生河内川谷及临朐。"宋《图经本草》记载："牛膝生河内山谷……今江淮、闽粤、关中亦有之，然不及怀州者真"；宋代医学家苏颂赞曰："菊花处处有之，以覃地为佳。"《本草纲目》记载："今人惟以怀庆地黄为上。"在《伤寒论》《金匮要略》的方剂中，怀地黄一药共见 14 处。

随着时代发展，"四大怀药"以其地道纯正、药效独特且药食同源等特点，日益受到国内外医药学者的重视。1914 年，在美国旧金山举办的"万国商品博览会"上，"四大怀药"作为国药展出，备受各国医药学家的赞誉和称道。1962 年，国家从《本草纲目》中记载的1892 种中药材中优选出 44 种作为"国宝之药"，"四大怀药"俱列其中。在国家公布的地道药材名录中，"四大怀药"名列河南地道药材之首。

4. 传承谱系

表4　武陟孙氏家族传承谱系

姓名	性别	出生年份	文化程度	传承方式	居住地址
孙士义	男	1830	不详	家传	武陟县小董乡南耿村
孙有福	男	1853	不详	家传	武陟县小董乡南耿村
孙纯敬	男	1878	不详	家传	武陟县小董乡南耿村
孙天相	男	1901	不详	家传	武陟县小董乡南耿村
孙绍心	男	1922	小学	家传	武陟县小董乡南耿村
孙树武	男	1947	高中	家传	武陟县小董乡南耿村
孙瑞斌	男	1975	大专	家传	武陟县小董乡南耿村

表5 沁阳李成杰家族传承谱系

姓名	性别	出生年份	文化程度	传承方式	居住地址
李如璧	男	不详	不详	家传	武陟县
李国秀	男	不详	不详	家传	武陟县
李长福	男	不详	不详	家传	武陟县
李成杰	男	1932	本科	家传	沁阳市八一路

表6 温县康氏传承家族谱系

姓名	性别	出生年份	文化程度	传承方式	居住地址
康玉生	男	不详	不详	家传	温县北冷乡西南冷村
康琳	男	1783	不详	家传	温县北冷乡西南冷村
康明德	男	1815	不详	家传	温县北冷乡西南冷村
康硕儒	男	1840	不详	家传	温县北冷乡西南冷村
康同乐	男	1881	不详	家传	温县北冷乡西南冷村
康应禄	男	1916	不详	家传	温县北冷乡西南冷村
康福安	男	1946	高中	家传	温县北冷乡西南冷村
康明轩	男	1971	本科	家传	温县工业区鑫源路

5．文化内涵

焦作地区历史悠久，夏代称为"覃怀"。《尚书·禹贡》载："覃怀底绩，至于衡漳。"商周时期为畿内之地。战国时设怀邑，汉设怀县。北魏以后称"怀州"，元设怀孟路。明清称为怀庆府。焦作地区以"怀"相称逾三千余年，种植的山药、地黄、牛膝、菊花被统称为"四大怀药""怀货"。"四大怀药"在历经了远古到隋唐的由野生到种植、由种植到食用、由食用到认知其药性的萌动认识期；明清的广泛种植、药用推广并形成全国范围的怀商贸易和国内十三药帮的领袖"怀帮"，以至于远销国外的经济化时期的发展成熟期，"四大怀药"和它衍生出来的怀药文化和怀商文化已逐步积淀为大自然及怀川古老先民留给怀川人民的宝贵财富。其文化内涵主要体现在以下三个方面。

怀帮文化。焦作历史上，"四大怀药"的文化传承，始终与怀庆药商组成的怀帮相关联。据史料记载，早在明末，怀庆府的怀药生产销售已形成规模，府属八县的药商纷至府城（即沁阳）开设药材行栈。到了清朝中期，城中药材行栈已发展到100多家，杜盛兴、协盛全、保和堂等在全国开有分店的巨商有数十家，一年两次的沁阳药王庙药材大会吸引四海客商前来交易，系当时国内五大药材大会（武汉、安国、樟树、禹州、怀庆）之一，"怀庆药都"成为我国四大药都之一。清康熙年间，怀庆药商形成庞大的"怀帮"队伍，纵横全国，成为国内"十三药帮"的领袖，相继在武汉、北京、天津、西安、安国等地修建怀庆会馆和药王庙，并开设药行，怀药产品通过广州、香港、上海、天津等口岸销往东南亚及欧美各国。而经营怀药的"怀帮"则充分整合历代医药学家的论述和药典记载，并借助药王孙思邈在怀川行医的历史传说，通过大量修建药王庙，敬奉药王孙思邈，建立体系完善的怀药文化，提出"医不见药王不妙，药不敬药王不灵"的信条，在当地甚至我国台湾和东南亚等地区有重要影响。

怀川文化。古人以太行为"天脊"，以黄河为"地脉"，山为阳，河为阴，成就了古老的太极文化。太极拳只是这种文化的一个载体，而滋阴补阳、非覃怀之地而不生的名贵地方特产——"四大怀药"则是这种文化的另一个载体，它们共同秉承了中华古老文化"养心、养性、养生"精髓。根据研究，六味地黄丸中怀地黄和怀山药的比重达到48%，因此可以说，没有"四大怀药"，就没有六味地黄丸，可见，"四大怀药"占有重要地位。

"药食同源"文化。药食同源即药与食物相同。《黄帝内经·太素》中写道："空腹食之为食物，患者食之为药物"，反映出"药食同源"的思想。作为怀川大地特产的"四大怀药"，在国家公布的药食同源 87 个品种中，怀山药和怀菊花也在其中。2006 年 12 月在由中国食品烹饪协会主办的 2008 北京奥运推荐食谱菜品展上，焦作的"四大怀药"入选 2008 年奥运会食谱。据现代科技手段检测，怀山药还含有人体所需的多种微量元素，能促进人体综合补养调理，明显提高人体免疫力，成为"药食同源"文化的代表。

6. 项目内容

地黄种植与炮制。"四大怀药"的种植与炮制，在育种、选地、整土、整地、育苗、施肥、防治病虫害、加工炮制技术器具等方面都有严格要求。

怀地黄为玄参科多年生草本植物，喜阳光充足、干燥温暖气候，宜栽种于排水条件良好的两合土地。忌重茬，最少隔八年方能重种；忌在芝麻、棉花、油菜、豆类等茬地栽种；不宜与高粱、芝麻、西瓜地为邻。地黄分早、晚两种。早地黄于清明到谷雨之间栽种，晚地黄于芒种前后栽种。栽种方法有埂栽和畦种两种。田间管理，一是中耕除草，前期浅锄，后期拔草。二是合理浇水，盛暑期应严格遵循"三浇三不浇"的原则，即阴天不浇晴天浇，上午不浇下午浇，雨前不浇雨后浇。三是防治病虫害。地黄一般在 11 月上旬霜降前后收刨。收刨时，要从地边开沟掘槽，一槽一槽地挖刨，做到不丢失，不折断，不破损。地黄收刨后，要随时上焙加工。

上焙前要大小分开，不要混装。鲜货用武火焙之，温度以 80 ℃ 为宜。待地黄水分蒸发变软时，即可减弱火势用小火焙之，温度以 50 ℃ 为宜，焙至七成干后，地黄内外软化，捏之无硬核即可出焙。堆放三至四天待其出汗后，再用小火（40—50 ℃ 为宜）焙之，达到 95% 干即为成货，谓之生地。

加工熟地有两种方法，一是罐蒸，二是笼蒸。不管哪种方法，均须先把生地用水洗净，捞出闷润数小时，拌少量黄酒，装罐或装笼以武火加热，蒸数小时后取出，再拌入熟地膏、黄酒、砂仁粉，继续用火蒸之，直至内外呈黑色发亮、味微酸甜，即为成货。

山药种植与炮制。怀山药原称薯芋、薯药，系薯芋科多年生缠绕草本植物。喜阳光充足、排水良好的两合土，耐肥性强，忌种低洼盐碱地、黏质土壤地和边远薄地，栽种期一般在春分前后。栽种方法多采取开沟埋种。田间管理，主要是看苗浇水和合理施肥，种后浇一次催芽水。立秋后，结合施肥，再浇一次大水。遇大雨要及时排水，雨后要浅浇一次井水。收刨一般在立冬以后，多取开挖刨法。收刨时要注意轻拿轻放，谨防损伤折断。怀山药因药用要求，其加工方法及品类有多种。

一是毛山药加工：将鲜山药放清水内浸泡4—5小时，然后刮去外皮，放在篓内，每百斤用一斤硫黄熏蒸至出汗，取出放在竹箔上晾晒至七八成干，再闷三至五天，全干后即成毛山药。二是光山药加工：将毛山药置清水浸泡至发软，捞出晒至出现白霜，收入篓内，用硫黄（每百斤半斤）再熏蒸一次，倒入缸内闷软，然后用搓板搓成圆柱形，再反复搓晒加工，晒干后即成光山药。三是特制光山药加工：挑选光山药中特别通直、两头齐平的上等货，在清水中浸泡数分钟，捞出用小刀或砂纸刮去一层薄皮，再用铜丝罗角打磨光，上一层鸡蛋清，晒干再稍加搓制，即成特制光山药供出口。

菊花种植与炮制加工。怀菊花系菊科多年生草本植物。喜温暖气候，宜种于背风朝阳、土质疏松、排灌方便的地块。忌种低洼盐碱地和沙质及黏土地。栽种适宜期为清明过后，最迟不得超过夏至。方法为挖穴栽种。田间管理，非遇大旱，一般不浇水；追肥以饼肥或厩肥为主，少施氮肥；注意及时防治病虫害；收获在霜降过后。收获后，将菊花分层摆放在预先搭好的架上，待花心全部干透后，摘取花朵，即可出售。

菊花加工：先将收起来的药菊，洒少许清水，使其湿润。然后堆放在焙床内，上盖草苫，下面点燃硫黄熏蒸。熏蒸至花朵鲜亮洁白，即可装箱外销。

牛膝种植与炮制加工。怀牛膝为苋科多年生草本植物。喜阳光充足，温暖湿润的气候，宜种于沙质两合土地，忌种低洼盐碱地。种植时间，一般在小暑过后撒播。田间管理，施肥要科学，不宜多施氮肥；浇水要合理，前期一般不浇水，立秋后每半月浇一次水；治虫要及时，苗期注意防治蛴螬、地老虎，中后期及时防治香虫、小黑肉虫。小雪前后收获，方法为开沟剜刨。剜出后，要剥去牛膝枝杈毛根，按粗细分等级捆成小把，挂在室外或摆在箔上晾晒，干后剥去枝条，捆成大把即可出售。

牛膝加工主要是熏条和分级。熏条，将所收的混牛膝用清水洗净，去杂晾干，用硫黄熏8小时左右。取出后，打尖抽条，拣条分级，捆成小把，再用硫黄熏一次，经削把、晾晒、摈压，即为成货。

"四大怀药"专用器具在栽培生产阶段，由于山药、牛膝、地黄是地下茎入药，但山药、牛膝扎根都在1米以上，需要专用桶锨翻土、施肥、收获。菊花割后要搭篷架晾晒阴干后摘花朵。在加工时，鲜地黄用火炕烘干，为生地。生地经九蒸九晒、加药（如加砂仁）炮制为熟地，火炕、蒸锅、筐箩为专用器具。山药棍要去皮揉搓成等粗，截切成等长，阴干后出售。刮刀、搓板为专用工具。牛膝按粗细长短分等级成"把"晾晒，不需要特殊工具。

7. 保护现状

针对"四大怀药"濒危状况，焦作市相关部门着手制定一系列保护措施，代表性传承人结合自己的特长也做了不少工作，同时也发现传承中的一些问题，通过本次调研汇总内容如下：

（1）传承人保护现状

项目保护单位为了做好非物质文化遗产传承人保护工作，确保"依法保护，重在传承"，制定了专门的传承人规章管理制度。主要有定期组织学习传承的理论知识、传承人每月汇报传承情况、考核传承人是否承担了传承的义务，并指导传承人进行保护资金的合理使用。同时，对长期不能传承的传承人施行退出机制。

另外，项目保护单位除每年向国家级代表性传承人划拨国家补助1万元以外，还对项目传承过程中做出贡献的传承人颁发荣誉证书，进行精神鼓励、表彰。定期召开学员培训。同时还举办多期"四大怀药"种植培训班。李成杰除了把技艺传给儿孙以外，还积极指导当地怀药种植户，如对博爱县张赶村宋良会等400亩种植户做技术指导。在传承梯队方面，传承人康明轩从热爱怀药传统文化、关心怀药传承发展的相关人才中挑选弟子，已经培养的后续人才有65人，其中家庭成员2人，其他人员63名。

（2）项目保护现状

第一，做好建档等基础保存工作。焦作市非物质文化遗产保护中心安排专人负责收集、整理、管理"四大怀药种植与炮制"档案文字及图片资料、光盘等，主要内容有"四大怀药种植与炮制"项目及代表性传承人档案；怀山药、怀地黄、怀菊花、怀牛膝生产技术操作规程；地理标志产品怀山药、怀地黄、怀菊花、怀牛膝国家标准；怀山药种植视频光盘；焦作市四大怀药原产地域产品保护办法；怀药科普知识宣传册。

第二，设立专门的项目管理机构。目前是焦作市非遗办负责项目管理，近期将成立"焦作市四大怀药种植与炮制保护协会"，专门对该项目进行保护和管理。保护协会申请设立的各项材料已经焦作市民政局同意并核准名称，目前正在办理相关手续，预计将于2011年8月左右由市民政局审核后正式批准设立，办公地点设在焦作市市非遗保护中心。

第三，做好传承和传播等保护弘扬工作。包括：每年在我国传统节日如春节、元宵节、端午节等节日期间，专门制作展板对包括"四大怀药种植与炮制"项目在内的市级以上非遗项目进行展示、展览，还利用"遗产日"契机，向公众免费发放项目宣传单及《焦作市非物质文化遗产保护普及宣传手册》，对项目进行广泛宣传，提升公众保护意识。特别是近年来，焦作市委、市政府提出"食四大怀药、练太极功夫、游焦作山水"的发展战略，通过打造文化旅游名市这个目标，将复建怀庆会馆、怀帮戏楼，对经营门面进行仿古装修等，将投资1.2亿元建成的"怀庆药都"，打造"怀药文化一条街"。同时把"怀庆药都"同各县的"四大怀药"种植基地和古代怀商民居建筑、药王庙遗址、传统怀药加工技艺、古运河怀药运输等文化元素连接起来，打造"四大怀药"历史文化生态游线路。

第四，注重四大怀药种植研究。在总结传统工艺基础上，代表性传承人李成杰系统整理和完善了四大怀药种植技术，撰写了《四大怀药》一书。代表性传承人孙树武在四大怀药太空育种方面和河南师大、河南农大、省农科院、中国中医科学院中药研究所的四大怀药课题组相结合，将现代技术运用到四大怀药新品种培育和脱毒快育上。代表性传承人康明轩结合传统铁棍山药种植技术，研究总结出铁棍牌山药优质高产标准化栽培技术的"四项突破技术"，并已通过河南省农业厅成果鉴定，还发明"一种无硫怀山药加工方法"已获得国家技术专利。

第五，政策、制度保障。近年来，焦作市政府下发《焦作市人民政府关于实施中药现代化科技产业工程意见》《焦作市"四大怀药"原产地域产品保护办法（试行）》文件发展"四大怀药"。2009年3

月，还制定了《"四大怀药种植与炮制"非物质文化遗产保护规划方案》，并成立了以常务副市长任组长的"焦作市中药现代化科技产业化工程领导小组"及办公室，六县（市）也成立了相应的组织，对全市怀药产业化的发展进行全面的协调规划。2004 年焦作市成立了民族民间文化保护工作领导小组，制定了《焦作市民族民间文化保护工程实施方案》，对区域中民族民间文化遗产（非物质文化遗产）进行有效保护。并且从 2004 开始，市政府每年对四大怀药项目投入 300 万元，用于种植、加工、开发、研究和原产地保护。

另外，本节撰写时部分采用了调研时焦作市群艺馆提供的资料，特此表示感谢。

三、水银洗炼法

1. 项目概要

藏医药"水银洗炼法"是藏医把含有剧毒的水银经过复杂的特殊加工炮制后，炼制成无毒而具有特殊疗效的"佐塔"技艺。作为藏药材重要的加工方法，千余年来，历代藏医药学家都非常重视该技艺的实践与传承，使其代代相传。2006 年 5 月，"拉萨北派藏医水银洗炼法"列入第一批国家级非物质文化遗产保护名录，保护单位为西藏藏医学院，国家级代表性传承人为尼玛次仁、索朗其美、嘎务、多吉四位。

2. 项目所在地区概况

拉萨市地处喜马拉雅山脉北侧，海拔 3 650 米，是世界上海拔最高的城市之一，地势北高南低，中南部为雅鲁藏布江支流拉萨河中游河谷平原，地势平坦。受下沉气流的影响，全年多晴朗天气，降雨稀少，冬无严寒，夏无酷暑，属高原季风半干旱气候。全年日照充裕，素有"日光城"的美誉。在这种自然地理条件中，孕育的拉萨本土文化是由位于雅鲁藏布江流域中部雅砻河谷的吐蕃文化和位于青藏高原西部的古象雄文化逐渐交融而形成的。西藏特别是拉萨的文化是以藏族为主体的各族人民长期生产和生活实践经验的结晶，具有浓厚的高原气息和独具魅力的文化特色，拉萨北派藏医水银洗炼法就是在这样一种地理历史文化环境中起源发展的。

3. 项目历史发展与现状

藏医药历史悠久，具有 3 000 多年的历史。早在远古时代，生活在西藏高原的居民在同大自然作斗争中逐步认识了一些植物的性能，积累了治疗经验；在以狩猎为主的生活中，又逐渐认识到动物的药用作用。相传在公元前 3 世纪，就有了"有毒就有药"的说法。据《玉妥·云登贡布传》记载，西藏最早流行的一种医学叫"本医"，当时尚无系统的理论，主要靠三种疗法，即放血法、火疗法、涂抹疗法来治病。同时，还有用酥油止血，用青稞酒治疗外伤等原始简单的办法。藏医学的起源，大部分人认为由苯教祖师辛饶弥奥齐创造，因为苯教是青藏高原上土生土长的早期宗教。苯教历史学者提到苯教有九大医集，其中包括近期我国四川发现的苯教《丹珠尔》中确有《医方四部》，其内容广泛，有完整的理论体系和丰富的临床经验。也有人认为，在藏王聂赤赞布时期，当时有一种取自动物颅内的，被称为"吐君旺日"的药丸，其记载见于藏医药物学家蒂玛格西丹增平措所编辑的《毒药疗法》之中，至今有目共睹。为此，藏医界的很多专家学者认为藏医药学至今有 3 000 多年的历史。

公元 4 世纪，天竺的著名医学家碧棋嘎齐和碧棋拉孜入藏，传播了《脉经》《药物经》《治伤经》等五部医典，对"本医"的发展起了积极的作用。7 世纪，藏王松赞干布从天竺、汉地及大食分别邀请三个医生代表三个不同的古代传统医学体系，并译出各自体系的医学著作，其中天竺医生巴拉达扎译出《大小砂粒》《酥油制备法》，汉地医生韩文杭德译出《伤术论》、大食医生嘎列怒译出《医术文集》《鸡、孔雀、鹦鹉病治法》。此后，三人共同编撰成《无畏的武器》。文成公主入藏时，带来一些中医著作，并请人加以翻译，然后综合编撰成《门介钦莫》（即《医学大全》）。

藏王赤松德赞时期，藏医有了很大的发展。藏王从西藏邻近的印度、尼泊尔、汉地、冲、竺固、堆布等地邀请了德高望重的医学家，同他们一起吸收翻译了不同民族的传统医学著作，并汇总编撰成了现存最完整的藏医学著作《索玛拉扎》（即《月王药珍》）等。出现了九大著名医学家，即玉妥·云登贡布、碧棋列贡、吾巴曲桑、齐齐谢布、米娘绒吉、昌提杰桑、聂巴曲桑、冬门塔杰和塔西塔布。其中玉妥·云登贡布最为有名。

到了 14 世纪，出现了依据南北地区气候的不同而采取不同治疗方法的强巴派及苏卡派，推动了藏医药理论的发展。此时各地医生纷纷著书立说，涌现了许多优秀的医典及《四部医典》注疏。17 世纪，五世达赖喇嘛非常重视藏医事业的发展，曾创建了哲蚌寺索日卓翩林、日喀则索日常松堆白林、布达拉宫拉旺角、桑普尼玛塘等藏医学校。五世达赖喇嘛的第司桑结嘉措，为藏医事业做出了不可磨灭的贡献。十三世达赖喇嘛时期，藏医学也有一定的发展。1916 年，在十三世达赖喇嘛指示下成立了拉萨藏医星算学院，任命钦饶罗布大师为院长。钦饶罗布广招弟子，传播医理。先后有来自藏区各寺庙、各军营、咒师传承以及青海、康区等地学员，还有来自不丹、锡金、拉达克等国家和地区的学员，其亲传弟子多达千余名。1951 年西藏和平解放以后，藏医药事业步入了一个崭新的时代，取得了巨大的成就。

4. 项目传承谱系

藏医"水银洗炼法"简称"水银加工"或"佐珠钦莫"，藏族人民把"佐珠钦莫"称为藏药的宝中宝,是藏族历代名医把含有剧毒的水银经过复杂的特殊加工炮制后,炼制成无毒而具有奇特疗效的药中之王"佐塔"的工艺。作为藏药材重要的加工方法和藏药实践的精华,历代藏医药学家都非常重视该技术的实践与传承,并代代相传,使此技术至今得以传承。水银加工的实践方法始载于公元8世纪玉妥·云登贡布编著的《四部医典》中,并在珍宝药"仁青常觉丸"的配方中有较详细的阐述。玉妥·云登贡布是吐蕃王朝时期最杰出的医学家,曾担任过赞普的御医,是藏医学理论体系的奠基人。他走遍西藏各地,广泛搜集和研究民间医方,总结民间医药经验,还多次赴中国五台山以及印度、尼泊尔等地,拜中外名医为师,曾邀请著名中医学家东松岗瓦、印度医学家新提嘎瓦、尼泊尔医学家达玛锡拉、克什米尔医学家库雅巴等来藏研讨学术。他结合中外医学成果,编著了三十多部医学论著,从而形成了藏医的一整套体系。

水银洗炼法的实践成熟于邬坚巴·仁钦华。据藏医史书记载,仁钦华祖籍原在多麦亚尔毛堂地区,祖上一名叫居相曲云努的人,曾是莲花生大师的得意门生,又是藏王赤松德赞供养的名僧,由于师出于孟加拉(藏名邬坚)莲花生大师,后人在他的名字前冠以邬坚巴一词以示尊敬,以后这词便成为其家族之姓氏。后来他的后代迁居卫藏,1230年邬坚巴·仁钦华出生,少年时入寺院出家,精通佛学理论、星算学等,成年后赴孟加拉、印度的多杰旦等地游学深造,63岁(1293)时在孟加拉杜玛塔利城追随杰尊·多杰那觉玛大师,求得水银洗炼法秘诀《多杰二十八句》,他还藏译了另一个导师西利巴大师的《水银炮制秘诀》一书,返回西藏后一直按《多杰二十八句》真传秘诀和《水银炮制秘诀》进行炮制实践,著有心得笔记《欧本》(水银炮制汇集)等几部专著,单传给自己的亲传弟子让迥多杰,让迥多杰潜心研究尊师的水银炮制著作,并作诠释,付诸实践,形成了一套完善的洗、煮、炼水银炮制工艺，让迥多杰将水银洗炼法传给索南桑杰，索南又传给年姆尼多杰，年姆尼多杰又传给自己四亲传弟子之一的赤焕索南扎西，扎西又传给措西达班坚赞，措西又传给贡曼贡却坚赞，后来依次传给直贡贡却扎巴、贡却卓盘昂布、占柔乃觉意西、措西嘎玛旦佩、司徒·却吉迥尼等，直到当代藏医大师措如·才朗教授。

西藏藏医学院前院长措如·才朗教授（1926—2004），自幼习医，勤奋好学，先后拜师五十多名。早在青少年时期就掌握藏医医理，熟悉金属（水银）、矿石等加工法，以及名贵药物配方法和五械针刺放血法等藏药精髓。1977年，他克服种种困难，在波密农场创建了藏医院，在此期间使濒于失传的"水银加工洗炼法"重获新生。他先后在波密、德格、甘南、玉树、江达、黄南等地亲自操作，九次传授了"水银加工洗炼法"，并撰写了《藏药水银加工洗炼法实践论》一书，从而使这一绝技在藏医药界得到了全面推广。1996年，在西藏藏医学院首届实践传授水银加工洗炼法工作中，措如·才朗教授再一次现场操作，传授了水银加工洗炼法的全过程，成功地炼制成名贵藏药"佐塔"。目前的四位国家级代表性传承人的技艺均来自他的传授。

5. 项目文化内涵

藏医药的文化内涵在水银洗炼法中有突出体现。水银洗炼法依据了藏医药对于自然和生命的独特认知，体现了藏医的药性理论，其炼制中还要举行加持和祈祷仪式，有丰富藏传佛教传统。

6. 项目内容

该项目的主要内容是水银洗炼法的技艺，完整的洗炼过程大约需要四十天左右。参加炼制的专业人员至少三十名。主要有能缚八铁煅灰、能蚀八物煅灰和水银洗煮三大技艺。

能缚八铁煅灰。能缚八铁即金、银、铜、铁、响铜、黄铜、锡、铅八种金属，它们的煅灰在水银中可以束缚水银的流动性能和消敛汞毒，故称能缚八铁。八铁的煅灰工艺主要如下。

去锈去毒：先将八铁分别锤成蜂翼状薄片，各自分别放入沙棘果膏、黑矾、黄矾的水浸液、酸酒、人尿中煮沸一小时，捞出用清水冲洗多次。

煅灰：八铁薄片两面涂上雄黄、硫黄或硼砂、诃子等的研末，用黄牛尿、沙棘果汁或酸酒等调成的稀泥，分别用布包好，一层层放入铁罐，封中，放入火中煅烧成炭灰。

能蚀八物煅灰。金矿石、银矿石、磁铁矿、自然铜、酸石、雄黄、雌黄、黑云母八物，它们的煅灰加在水银中可以腐蚀水银锈垢、销蚀汞毒，故称能蚀八物煅灰。工艺如下。

去锈去毒：先将能蚀八物打碎成细粒，倒入黑矾、黄矾浸液中煮沸半小时，放置一夜，倒出浸液，用凉水冲洗，再倒入皮硝、碱华浸液中煮沸，滤出能蚀八物，清水冲洗干净晾干，研末。

煅灰：将上述八物粉与等量的硫黄、白草乌粉混合，用两矾浸水加清油调成糊状，再揉三日，揉成硬膏状，用拇指压成指头大小块，晾干，放入铁罐，封中，火中煅烧即成。

水银洗煮。有洗锈除垢、煮洗除毒、配以对立物现出水银本色三道工序。

洗锈除垢：洗锈是将荜茇、胡椒、草果研末放入一皮袋倒入水银，扎口，揉动三天，待水银色变成绿黑，倒入盆内用开水洗净药末，晒干倒入石臼，加碱华或海盐杵捣一天，倒入盆内用开水洗净，再加入加热的沙棘果汁，没过水银面，上盖衣物发酵。除垢是第四天，倒出上述盆内的沙棘果汁，将水银用热水洗涤，放入石臼加入热童便、碱华和沙棘果汁，杵捣一天，澄清，取出水银，用热水洗涤干净发酵。第五天按上法加入童便、沙棘果汁，杵捣一天，仍然澄清，取出水银，倒入盆内加沙棘果汁发酵。第六天加种公马尿、沙棘果汁杵捣。第七天加红色黄牛尿、沙棘果汁杵捣。第八天加黑矾浸液杵捣。第九天加人尿、硼砂杵捣。第十天加碱水、白硇砂、海盐、皮硝等杵捣。第十一天加沙棘果汁、酸酒、碱水、黑矾浸水杵捣。第十二天加瓦片研粉水浸滤出的水和沙棘果汁杵捣。第十三天加好酒杵捣，这工序以后水银变得非常细小，从水液中滤出水银时，要特别注意水银流失。第十四天加浓酒杵捣。第十五天加白蒜泥杵捣。第十六天加蒜汁杵捣。第十七天加牛肉煮汁杵捣。第十八天加陈旧酥油杵捣。之后用开水再三冲洗去油腻，加沙棘果汁泡一夜。

煮洗除毒：这一工序分大煮、中煮、小煮阶段。

大煮，第十九天—第二十二天 11 时，将沙棘果汁中的水银滤出，用开水洗净，将寒水石、米、白芥子捣碎，均匀撒布于铁锅底，上涂一层油脂、奶皮，再放入水银，上倒三酸水（黑矾浸水、黄矾浸水、沙棘果汁），加盖，用牛粪火慢慢煮熬，待水分蒸发去后，再加油脂、三酸水煮熬，如此重复多次，连煮四天，切勿煮焦，之后滤出水银，用开水冲去油脂，清水洗净，泡于沙棘果汁中。

中煮，第二十二天 12 时—第二十四天，滤出水银舀入铁锅，加能蚀八物煅灰、秘药（用宗教仪规开光的一种药物）、红草乌研粉、三酸水、清油，加盖，用牛粪火慢慢煮熬，待水分蒸发，再加三酸水、清油，连煮三天。至第二十四天 12 时滤出水银，去多余的油，用开水反复冲洗干净。

小煮，第二十四天 12 时—第二十五天下午，滤出水银舀入铁锅，加能缚八铁煅灰、蓖麻油、清油，加盖，用牛粪大火煮熬，待水分蒸发去，按上法加两油、草乌研末，煮一天，至第二十五天下午 2 时熄火，取出水银八铁煅灰混合物，放入盆加满开水煮十五小时，倒出水，用清水洗净。

配以对立物现出水银本色：第二十五天下午 3 时后，举行加持和祈祷仪式，以上述炮制的水银想象为王，将硫黄想象为妃，水银硫黄配在一起，象征王与妃结合，阴阳合一。此后，祈求药师佛加持，加强药物驱除妖魔和治病效能。然后进行具体炮制，将炮制过的硫黄倒在石臼中，中间弄凹，倒入炮制过的水银，杵捣一天。第二十六天下午，取上述炮制过的能缚八铁煅灰、能蚀八物煅灰混合，放入另一石臼用少许水调和，杵捣，待干后再加少许水调和，杵捣，加一些清水浸泡一夜，滤出浸水，一点一点倒入上述盛有硫黄水银混合物的石臼中，杵捣，又加浸水杵捣，如此反复四天，直到将浸水用完为止。此后又加酸果汁（通常加石榴汁水），杵捣一天，可保证"佐塔"长期不失效。至第三十二天，将杵捣杆的"佐塔"晾干，用细箩过之，装瓶保存。

水银洗炼是否成功的标志：取少许"佐塔粉"放于清水中，若浮于水面并向四面像云样扩散、不沉淀者即为成功，否则为不成功。[①]

7. 项目保护现状

（1）传承人保护现状

尼玛次仁、索朗其美、嘎务、多吉四位为"拉萨北派藏医水银洗炼法"国家级代表性传承人，均为保护单位西藏藏医学院职工，均由措如·才朗教授传授，在藏医药学多个领域具有很深的造诣，掌握并传承水银洗炼法的技术精髓。每位国家级代表性传承人从国家获得传承补贴每人每年5 000元。作为该项目的传承人，他们富有自豪感，并有传承意愿。遴选弟子的标准是具有良好的医风医德，学风端正，吃苦耐劳，并热爱藏医学，藏语文和藏医药学的基础要好，嘎务还要求传承人是男性。四位老师都有多名弟子，其中家族成员很少，因为保护单位的学院体制，弟子大多具有该院本科生或研究生学历，还没

---

① 斗嘎．"佐太"及以其配伍的藏成药毒性评析［J］．青海师专学报（教育科学）．2005（04）：72-75．

有专门针对非物质文化遗产认定专门的传承人弟子。传承方式注意理论与实践相结合，利用课堂教学传授藏医药理论，在传承人的带领下，在历次大规模的水银洗炼过程中，弟子充分参与了操作过程，通过实践，弟子们获得了水银洗炼法的传授，成为水银洗炼的骨干力量。

（2）项目保护现状。

"拉萨北派藏医水银洗炼法"项目为加工炮制类藏医药项目，保护单位和申报单位一致，均为西藏藏医学院，单位性质为国家事业单位。进入国家级名录后，西藏藏医学院举行了项目标牌授予仪式，并将标牌悬挂于保护单位显著位置。保护单位西藏藏医学院成立了由尼玛次仁院长任组长的非物质文化遗产保护领导小组，领导开展保护工作，下辖非物质文化遗产保护办公室，设在院图书网络文物中心，负责日常事务，现有兼职工作人员四名。国家拨给该项目保护经费每年八万元。

该项目依托学院现有教学体制，在本科生和研究生中开展教育工作，编写了一套关于水银洗炼法教材，向本科生和研究生开设了相关课程，这套教材在 2010 年荣获教育部教学成果二等奖。西藏藏医学院在藏药炮制实验室和附属药厂开辟了传习和生产场所，开展水银洗炼工作，生产工具和设备有所创新和改良，保持了传统的原料和生产工艺。

该项目 2006 年进入国家级非物质文化遗产保护名录以来，至 2010 年先后进行了六次大规模的水银洗炼活动，相关专业本科生、研究生在传承人的带领下，充分参与了操作过程，通过实践，获得了水银洗炼法的传授。这一活动是传承活动，培养了有实践经验的传承人才，同时也是生产活动，水银洗炼的产品"佐塔"，作为附属药厂的珍贵原料药物用于生产藏药珍宝类药物的配方使用。

西藏藏医学院重视并收集了水银洗炼法的相关资料、记录，进行了整理研究，撰写了《藏药水银加工洗炼法实践论》《水银洗炼法》等专著、教材，妥善保存了相关古籍文献，同时注意收集保存水银洗炼法相关传统工具、原料。

另外，本节撰写时部分采用了调研时藏医学院提供的资料，特此表示感谢。

第三节　中医传统制剂

一、东阿阿胶制作技艺

1. 项目概要

"东阿阿胶制作技艺"隶属于第二批国家级非物质文化遗产保护名录，2008年6月7日公布，属于传统医药类中医传统制剂方法。本项目申报单位与保护单位为东阿阿胶股份有限公司与山东福胶集团有限公司。

东阿阿胶历史悠久，东阿县是阿胶发源地和主产区，有2 500余年的历史。早在东汉时期成书的《神农本草经》，即将阿胶列为上品；南朝陶弘景曾经对阿胶释义为："出东阿，故名阿胶。"历代以来，阿胶被当成养生服食品与临床补益类的重要药物而被广泛应用；在长期的实践活动中还形成了一套特殊炮制加工技艺，赋予了阿胶独特文化内涵。

2. 项目所在地区概况

东阿县地处鲁西平原，黄河之滨，东经116°12′—116°33′、北纬36°07′—36°33′，属温带季风大陆性气候，四季分明，年平均气温14.4 ℃，年平均相对湿度64.6%，年平均降水量563.3毫米，年平均日照2 300小时。

东阿县历史悠久，据《泰安府志》记载，秦代时东阿属东郡，至西汉时期设立了东阿县。境内尚有大汶口文化、龙山文化、邓庙石刻造像、梵呗寺、静觉寺等文化遗迹。东阿县最重要的资源之一就是地下水，其水质特优，此水系泰山、太行山脉汇合处产生的一股地下潜流。1981年山东东阿阿胶厂联合山东省水文地质队、山东大学等科研单位，对东阿县的地下水质进行了全面系统的勘察，化验得知，其水富含钾、钠、钙、镁、铁、锌、锶等20余种益于人体健康的微量元素及矿物质，比重高达1.003 8。故其成为阿胶生产的重要原料，是"东阿阿胶制作技艺"的重要组成成分。

3. 项目历史发展与现状

东阿县有中国阿胶之乡的美誉，实际上东阿县作为阿胶产地是经过历史变迁而来的。2 000多年以来，东阿县址经历了多次变迁，先后有阳谷县阿城、平阴县旧城、平阴大吉城、阳谷县旧城、平阴县东阿镇。政治中心的迁移是东阿县成为历史上乃至今天阿胶生产中心的根本原因。

有学者考证，著名的"阿井"原在古东阿县城以北，即今之阳谷县阿城镇，亦即是阿胶的最初产地。东阿县的政治中心于明洪武八年（1375）迁移至东阿镇，自此以后历时570多年，东阿镇即作为东阿县的县址。至中华人民共和国成立初期，东阿县府所在地迁至铜城镇至今，而东阿镇以黄河为界划归平阴县。又据《济南市志》记载，清代中叶以前，阿胶原产地系东阿县。清代中叶以后，阿胶制作中心移至济南，其原因在于当时阿井淤塞失修。济南有"平地涌出白玉壶"的趵突泉之水，同属济水一系，故水质亦较重，清洁甘美，适宜于煮胶。

据考，1810年，东阿县岳家庄张顺最先开办和顺堂，年产阿胶

1 000千克，销往祁州、济宁、江浙一带。后来岳家庄又出现了宏济堂、德成堂、魁兴堂、同兴堂、延年堂等十七家作坊。1841年，东阿县官方监制的仿单（即阿胶说明书）重刊，各堂开始由生产加工转向经营，外地来购者"每岁络绎不绝，南北省行销数十万元"。

清乾隆至嘉庆年间，东阿岳各庄一带农民应聘来济南东流水街（距趵突泉主流河旁50米）正式设立了小型阿胶作坊。清道光甲辰年（1844）中医赵树堂最初向作坊订制阿胶加盖自己牌号，包装运销河北祁州药会及京津等地。后来赵树堂自己开设"宏济堂阿胶厂"，他所生产的阿胶也以选料讲究、加工精细逐渐形成其传统特色而誉满中外。阿胶按其配方分为"福""禄""寿""财""喜"五个牌号。其中"福"字牌阿胶尤为闻名。1914年"宏济堂"阿胶在山东物品展览会上获优等褒奖金牌，1915年获巴拿马国际博览会的"金龙奖"，在1933年铁道部出口货品展览会又获奖牌。1950年，在赵树堂之重孙经营期间，试验成功了以煤炭代替桑木材熬胶，这在阿胶生产史上是较大的改进。据史料记载，1933年全省规模较大的阿胶作坊计有二十三个，其中东阿县七个。

中华人民共和国成立后，国家把分散熬胶作坊组织起来，先后建立了济南宏济、平阴县卫生局、东阿卫生局和阳谷县药材公司所属四处阿胶厂。1952年，在东阿镇一带"树德堂""怀仁堂"等几家制胶作坊基础上，合并成立了山东平阴东阿镇阿胶厂。厂址在东阿镇东城内的一条小巷内。生产系手工操作，劳动强度大；制胶工艺仍遵循古法，不敢贸然更改。1958年该厂由东城内迁移到城南狮耳山下之狼溪河畔，充分利用了当地的独特水质。1968年，宏济堂阿胶厂并入该厂，遂改名为山东平阴阿胶厂，后来分为平阴与东阿两处阿胶厂。

1974年贯彻执行国务院国发〔1973〕121号文件批转《关于改进中成药质量的报告》以来，山东省对平阴和东阿两个阿胶厂又进行了重点改造，投资扩建了生产车间，增添了机械设备，使阿胶生产逐步实现机械化和半机械化。

1993 年山东东阿阿胶厂由国有企业改制为股份制企业，即山东东阿阿胶股份有限公司。1996 年成为上市公司，同年 7 月 29 日，"东阿阿胶" A 股股票在深交所挂牌上市，系国内最大的阿胶及系列产品生产企业。

4. 项目传承谱系

2009 年 5 月 26 日，文化部公布了第三批国家级非物质文化遗产项目代表性传承人名单，东阿阿胶股份有限公司的秦玉峰与山东福胶集团有限公司的杨福安为"东阿阿胶制作技艺"的代表性传承人。其中，秦玉峰一系的传承谱系自第一代刘延波于清代嘉庆五年（1801）首创立同兴堂以来，迄今已逾两百多年，共传九代。该项目的传承特点为家族传承与师带徒传承相结合模式，东阿阿胶博物馆初步考释"东阿阿胶制作技艺"（九九炼胶法）传承谱系如下（表 7）。

表 7　东阿阿胶制作技艺传承谱系

代别	传人梯队姓名	时间	传承载体
第一代	刘延波	1801 年（嘉庆五年）	同兴堂（首创）
第二代	刘玉节	1820 年（道光元年）	不详
	刘玉梅	不详	不详
第三代	刘广泉	不详	不详
	刘广明	不详	不详
第四代	刘怀贤	1845 年（道光二十五年）	不详
	刘怀安	不详	不详
	刘怀清	不详	不详

代别	传人梯队姓名	时间	传承载体
第五代	刘占江	1866 年（同治六年）	不详
	刘占芳	不详	不详
	刘占和	不详	不详
	赵光学	1913 年	宏济堂
	赵吉稳	不详	不详
	赵吉堂	不详	不详
	赵吉田	不详	不详
	赵吉珠	不详	不详
	赵吉孔	不详	不详
	赵吉龙	不详	不详
第六代	赵锡寅	1928 年	裕德堂
第七代	刘绪香	1952 年	东阿阿胶厂
	赵广恩	1920 年	东阿阿胶厂
	臧立法	1935 年	东阿阿胶厂
	肖纯绪	1930 年	东阿阿胶厂
	赵明岐	不详	东阿阿胶厂
	柳汝清	不详	东阿阿胶厂
	杨庆芝	1927 年	东阿阿胶厂
	战全兴	1951 年	东阿阿胶厂
	刘维志	1941 年	东阿阿胶厂
	章 安	不详	1968 年毕业于莱阳农学院

代别	传人梯队姓名	时间	传承载体
第八代	秦玉峰	1958 年	山东东阿阿胶股份有限公司（1996 年改制为上市公司）
	臧绪岱	1956 年	山东东阿阿胶股份有限公司
	吴怀峰	1962 年	山东东阿阿胶股份有限公司
	徐守忠	1952 年	山东东阿阿胶股份有限公司
	王牛诚	不详	山东东阿阿胶股份有限公司
	李世忠	1963 年	山东东阿阿胶股份有限公司
	尤金花	1963 年	山东东阿阿胶股份有限公司
第九代	郑庆泽	不详	炼胶工

注：各代传人中排名第一者为主要传承人。又按：博物馆传承谱系表中提示以刘维志为第七代传承人，此处按课题组调研所得改为刘绪香。需要指出的是从第五代刘占江传至第六代赵锡寅，出现了通过赵氏隔代传承的现象。

5. 项目文化内涵

从中国古代科学技术史角度来看，"东阿阿胶制作技艺"传承了古代医学养生学知识与古人煮胶制药工艺，是传统医学、服食技术与药物炮制技术的综合体现。

早在《五十二病方》中，就出现了煮动物胶作为药用的工艺。《神农本草经》载有白胶（鹿角胶）、阿胶，二者均被列为药物及服食上品。关于阿胶的命名，南朝陶弘景说："出东阿，故曰阿胶也。"此外，"傅致胶""盆覆胶"别名，亦体现了阿胶制作工艺的文化内涵。传说阿胶的发明人是傅致和尚，故取名傅致胶。"盆覆胶"取名于凝胶的过程。《齐民要术》中记载："用盆凝胶后，合盆于席上。"经过历代演变，至明清时期形成了"东阿阿胶制作技艺"，传承至今。

阿胶作为养性延命服食药物，传承了传统医学通过服食改变体质、延年益寿的思想观念。曹植《飞龙篇》云："授我仙药，神皇所造，教我服食，还精补脑。寿同金石，永世难老。"其中，所称的"仙药"就是指阿胶。

阿胶制作工艺对制胶原料的选择，反映了传统医学中天一生水的生命哲学观念。从中医学五行五脏相应的思想出发，肾应北方，其色黑；以此比类，黑驴皮所制成的阿胶，亦应能入肾，故能滋补人体之肾阴。历代服食经验亦证明，服食东阿阿胶能够辅助人体的真阴滋生，长养真阳，从而以达到养性延命的目的。

6. 项目内容

"东阿阿胶制作技艺"由东阿地区（主要包括现今的东阿县、平阴县）驴皮、东阿地区井水以及一整套传统制作技艺构成，其中制胶技艺是核心。本项目需要保护的核心包括两个层面，即有形的物质，指阿胶原料驴皮、东阿地下水；以及无形的技术层面，即阿胶传统生产技艺工艺。

首先，制胶原料驴皮的选材是否精品，是阿胶产品能否成为精品之关键所在。传统工艺以冬季熬制驴皮为上，俗称冬板，而春秋两季次之，并且以黑驴皮为最佳。20世纪80年代初，有学者调查当地有制胶实践的群众，他们均称黑驴皮皮板较杂色驴皮厚，出胶多；并指出可能是因为黑色驴皮吸收阳光多，代谢旺盛，故所含有机成分高而品质优良。

其次，东阿地下水（阿井水）是东阿阿胶特色产品生产中不可或缺的因素。据现代学者研究，阿井水中钙、钾、镁、钠等矿物质含量极为丰富，故色绿质重（比重1.002 8—1.003 6），每担阿井水比普通河水或井水约重1 500克。研究者认为阿井水这一特性不仅能够使其在熬煮胶过程中把杂质和漂浮物除去，同时还能为人体提供一些所需的微量元素。

东阿阿胶制作技艺从原料加工到成胶全过程共有五十多道工序，

主要包括有原料选取、熬制方法、火候掌握、配料使用、成分控制等方面。具体有泡皮、切皮、化皮、熬汁、浓缩、凝胶、切胶、晾胶、擦胶等环节，完全为手工操作。第八代传承人秦玉峰认为其中熬胶、晾胶两道工序要求甚高，也是影响胶品质量的关键所在。核心技术为熬胶之火候，有"熬胶容易收胶难"之称，火候的把握需要制胶者有相当的经验才能控制好。此外，有些关键的制备要点，是历代以来制胶经验的结晶，难以用文字表述，需要依靠师徒之间言传身教，并在实践中领悟。代表性传承人秦玉峰主持编写了《阿胶生产工艺规程》和《阿胶生产岗位操作法》，被列为国家级保密工艺。

7. 保护现状

（1）传承人保护现状

针对传承人保护，项目持有单位已经组织普查了健在老药师，并确定了传承人以师带徒方式传承技艺。目前，已经通过这一方式培养了阿胶传统技艺操作技术人员近百名，其中传承人秦玉峰正以师带徒的方式培养三名由单位推荐的弟子，并已拟定郑庆泽作为第九代传人。

保护单位初步确立了以技艺、健康状况、品行为标准的传承人遴选制度，并建立定期考核制度。对传承人予以资金支持，并配给固定的传习场所。传习场所约2 300平方米；设备包括投影仪、培训室电脑配备、课桌、椅子、教板、熬胶锅、熬胶铲、瓢、打沫拐子等。此外，每年向公众免费开放参观公司，举办阿胶养生健康讲座、义诊等活动，通过以上活动实现传承人的保护与培养。

（2）传承项目保护现状

近年来，随着社会养生需求的不断扩大，作为养生妙药的阿胶产品价值得以提升，膏方文化得到推广。各级政府部门与相关单位也给予了申报单位相应的支持，对"东阿阿胶制作技艺"项目的保护也给予重视，东阿阿胶股份有限公司的信誉得到社会认可。

保存方面，保护单位主要以书面或实物的形式建立"东阿阿胶制作技艺"档案库，包括申报以及县、市、省、国家对"东阿阿胶制作技艺"认定的书面资料，对生产九朝贡胶整个过程进行公证，各类阿胶文化活动的纪要、记录以及视频资料等。

保护层面，体现为保护单位与传承主体的一系列实际行动，包括主体的传承行为、文化活动、媒体与网络传播活动等方面，主要有以下活动。

兴建博物馆。2002年10月26日，建成中国首家阿胶博物馆。博物馆主要通过历史还原的方式每年开展巡回展，向群众与社会介绍阿胶文化，主要包括还原阿胶制作的工艺流程、展示历史上的阿胶实物、阿胶生产与销售的文献、阿胶在中医药上的运用、阿胶服食的验证、图片资料、视频轮播等。

每年冬至举办文化节，弘扬阿胶文化。例如，申报单位在积极申报"东阿阿胶制作技艺"作为国家非物质文化遗产的同时，就通过举办"阿胶文化节"以传播"东阿阿胶制作技艺"，并于2007年12月22日举办了首届中国东阿阿胶文化节。2008年进入国家级非遗保护名录以来，又成功举办了三届，即2008年12月21日首届中国东阿阿胶文化节、2009年12月22日首届中国冬至膏滋节暨东阿阿胶文化节、2010年12月22日第二届中国冬至膏滋节暨东阿阿胶文化节。

修建了阿胶养生文化苑。文化苑集阿胶文物展示、古方生产、养生体验等功能为一体，包括阿胶古方生产线、阿胶养生坊、中医文化体验中心等五个部分，共计二十余个模块。

与中联药膳食疗协会、全国部分中医治未病医疗单位合作，成立了中华中医药学会膏方养生专业委员会，开发了阿胶膏方、食疗方、阿胶菜系、阿胶养生饮品、阿胶养生粥品等健康干预服务产品等。在济南、北京等地建立阿胶养颜养生馆。

建立了阿胶宣传网站（http：//www.100029.cn/index.asp）、论坛（http：//bbs.11429.cn/forumindex.aspx），通过网络平台宣传东阿阿胶医药养生文化。与烟台张裕、上海中医药大学等非物质文化遗产传承单位进行联合展出宣传。

进行专题科研开发。其中，"阿胶软胶囊的研制开发"列入国家"十一五"国际科技合作项目，"阿胶质量标准研究"列入山东省中药现代化重大专项，"对阿胶及其原料驴皮中主要活性物质和有效成分的研究"（博士后课题）被列入山东省博士后创新项目。

在国内建设多家毛驴养殖示范基地，以保障驴皮资源，为实现阿胶产业可持续发展提供保障。

另外，本节撰写中部分采用了调研时东阿阿胶博物馆提供的资料，特此表示感谢。

二、龟龄集、定坤丹制作技艺

1. 项目概要

山西广誉远始创于明嘉靖二十年（1541），距今已有470多年的历史，是中国现存历史最悠久的药号。广誉远由明代广盛号药店发展而来，先后历经了广盛号、广源兴、广升聚、广升蔚、广升誉、广升远、山西中药厂、山西广誉远等十几个商号更迭，曾与北京同仁堂（1669年创建）、杭州胡庆馀堂（1874年开张）、广州的陈李济并誉为"清代四大药店"，现为国家商务部首批"中华老字号"企业。

山西广誉远生产的龟龄集与定坤丹，其处方工艺在国内外久享盛誉，屡获国际和国家名牌产品等殊荣。龟龄集曾被乾隆皇帝称为"不可一日不用"之品，是我国流传至今保存完好的中药复方升炼剂代表。定坤丹则被称为"宫闱圣药"，是"古方所未备，珍秘而不传"

的妇科综合治疗制剂。这两种产品现为"国家保密品种"，列入"国家基本用药目录""国家中药保护品种"。

2009 年 5 月 26 日，龟龄集制作技艺被列入第三批国家级非物质文化遗产保护名录，保护单位为太谷县传统医药研究会，杨巨奎、柳惠武为国家级代表性传承人。

2011 年 5 月 23 日，定坤丹制作技艺被列入第三批国家级非物质文化遗产保护名录，保护单位为山西广誉远国药有限公司，柳惠武为国家级代表性传承人。

2. 项目所在地区概况

广誉远所在地为山西省太谷县，位于山西省晋中市盆地东北部，东南山峦起伏，西北地势平坦，襟榆社而带祁县，依清徐而傍榆次。距山西省会太原仅 60 千米，属暖温带大陆性气候，气候温和，年均气温 9.8 ℃，无霜期 175 天，降雨量 462.9 毫米。早在汉代，便有太谷的记载，《后汉书·桓冯传》谓："上党见围，不窥太谷。"《水经注》记载："侯甲水又西北历宜岁郊，经太谷，谓之太谷水，出谷西北流。"《元和郡县志》等文献曰："以县西南有太谷，故名。"清《太谷县志》释为"太行之谷"。

太谷地处晋中，交通便利，物产富庶，是晋商文化的重要发源地。明中叶太谷就是全国商业集散中心之一，素有"小北京""旱码头"之称。清代山西票号的兴起，使太谷及周边县市成为全国汇兑中心，"广帮"即广升远、广升誉以其雄厚的实力汇通天下药材，仅乾隆年间太谷就有 170 多个商号。清代道光二十二年（1842）《太谷重修大观楼捐银碑》载，仅药材行就有广升远、广升誉、广益义、广懋兴、广源兴等二十余家，批发业务遍及全国各地，传承至今。据《当代中国的医药事业》研究认为，早在明代嘉靖二十年（1541），太谷城内钱市巷开设的"广盛号"药店，已开始升炼宫廷名药龟龄集。

太谷县在商周时曾为箕子封地，春秋时期为晋国大夫阳处父的封邑，西汉因置阳邑县，隋开皇十八年（598）改名太谷，唐武德三年（620）太谷、祁县合并置太州，六年废州复县。原太谷县治在今阳邑村，至今已有1400余年的历史。据《太谷县志》载，自晋代至晚清，太谷城内就建有祠、庙、观等二十七处，建有状元、进士、举人及节孝牌坊二十余处。此外，太谷书画、武术、秧歌等民间艺术也享誉全国，历史上有盛唐诗人白居易、华北名笔赵铁山、近代"四大家族"之一的孔祥熙、形意拳宗师车毅斋等文化名人。以广誉远前身广升远为代表的山西商号和以协成乾、志诚信为代表的票号，始终以诚实守信作为经商理念，太谷商业文化形成了独有的"太谷标""太谷周行镜宝"等。光绪三十年（1904）山西督府组建山西省总商会时，将会府设在太谷，直到辛亥革命后，山西总商会才迁入太原。

由于太谷自然环境良好，药材资源丰富，水质清洁，富含多种矿物质，有浓厚的中医药文化传统及历史悠久的医药制造产业，加之晋商文化造就的太谷富户集中，对健康和医药的需求迫切，孕育了太谷医药行业。晋商文化不仅促进了山西商业的发展，也培育出了适宜龟龄集、定坤丹等中医药产品长足发展的文化土壤。

3．项目历史发展与现状

（1）龟龄集的历史发展与现状

龟龄集是流传至今保存完好的一种中药复方升炼剂，具有补脑、益髓、行阳、滋肾、调节神经、延年益寿的卓越效果。早在公元2世纪的东汉末期，左慈、葛玄等著名的医药学家就开始了炼丹术的研究。魏晋南北朝时期，葛洪、陶弘景等名医继承前人理论，总结历史经验，创造性地将炼丹术融入医学，取得重要成果。宋代道士张君房在其《云笈七笺》中就有了"老君益寿散"记载。1522年，嘉靖皇帝登基后，因龙体虚弱而无嗣，遂于1536年下诏广征良方。据《山西通志》载，方士邵元节和陶仲文根据《云笈七笺》中的"老君益寿散"，从众多滋补药品中加减化裁，并采用炉鼎升炼技术，为嘉靖皇帝量身定做制成"仙药"，嘉靖皇帝服用后，由体弱阳虚变得身强力壮，连续生了八个儿子和五个女儿，遂赐药名为"龟龄集"，意为服药后可以像灵龟那样长生不老。于是龟龄集成了"皇室至宝、御用圣药"，一直在皇宫里秘密升炼，为皇室所独享。后来，监制龟龄集的医药总管陶仲文的义子（原籍在山西太谷）将龟龄集的秘方悄悄带回了太谷，在自家升炼享用，偶尔也馈赠亲友。后龟龄集处方辗转传入广盛药店，从此，龟龄集便成为山西太谷的传统药流传下来。

清乾隆帝对龟龄集赞赏有加，列为自己"不可一日不用"的六种补品之首，御批"甚好，足嘉也"。根据清宫《龟龄方药原委》记载，乾隆服用龟龄集后，"每次服五厘，用老酒吞下服，后即全身发热，百窍通达，丹田温暖"。

清光绪二十六年（1900）南洋各地曾发生一种叫"疙瘩瘟"的流行病，患者服用龟龄集具有神奇疗效，由此，龟龄集风靡海外。民国四年（1915），龟龄集在巴拿马万国博览会上获得一等奖章，同年，又在当时国民政府农商部举办的国货展览会上获奖，龟龄集和广升药店在国内外名声大振。1986年，龟龄集和龟龄集酒首次踏上南极乔治王岛，成为中国南极科考队首选保健品；2000年，龟龄集被列为国家中药保护品种；2001年，龟龄集获得山西省标志性名牌产品称号；2004年，龟龄集处方和工艺技术被国家科技部、国家保密局列为"国家保密品种"；2009年，龟龄集被列入第三批国家级非物质文化遗产保护名录。

（2）定坤丹的历史发展与现状

在我国历史上，历代皇宫内的嫔妃侍女终年深居宫内，思想抑郁，所以大都患有郁血症。1739年，太医院召集全国名医编纂《医宗金鉴》之际，乾隆诏令将妇女郁血病的医治列为研究内容。太医院根据竹林寺僧《竹林女科证治》"补经汤"方加减而拟定处方,施以临床,功效显著。乾隆皇帝就把这个药命名为"定坤丹",意为"坤宫得到安定之丹"。同时将定坤丹列为"宫闱圣药",专供内廷使用。

后来,太谷籍监察御史孙廷夔,因母病,设法从太医院抄出此方,交其家庭药铺保元堂配制,仅供自家眷属服用,有时也馈赠亲友。当时社会有"孙氏定坤丹"之称,定坤丹从此由宫廷流入太谷,并辗转落入广盛号,从此,定坤丹流传于世,成为山西的名贵特产和标志性名牌产品。

1993 年定坤丹获雅加达中国医药卫生科技成就展金奖,1995 年定坤丹被评为联合国第四次世界妇女大会唯一指定专用妇科中药,1998 年定坤丹被列入国家基本药物目录,2000 年定坤丹被列为国家中药保护品种,2004 年定坤丹被列入国家基本医疗医药保险和工伤保险药品目录,2004 年定坤丹处方和工艺技术被国家科技部、国家保密局列为"国家保密品种",2011 年定坤丹制作技艺被列入第三批国家级非物质文化遗产项目名录。

4.项目传承谱系

(1)龟龄集传承谱系

龟龄集早期升炼传人已无从考证,现今可知的传承人为楚效关、柳子俊(全国劳模)、杨巨奎、宋应龙(全省劳模)、柳惠武(表 8)。

表 8　龟龄集制作升炼工艺传承人谱系

代别	姓名	生卒年	文化程度	传承方式	学艺时间	居址
中华人民共和国成立前	楚效关	1903—1952	不详	师徒相传	不详	山西交城
	柳子俊	1923—2019	不详	师徒相传	不详	山西榆次
中华人民共和国成立后	杨巨奎	1933—2020	不详	师徒相传	不详	山西太谷
	宋应龙	1936—	不详	师徒相传	不详	山西汾阳
	柳惠武	1955—	不详	师徒相传	不详	山西榆次

（2）定坤丹传承谱系

定坤丹由山西太谷人孙廷夔带回太谷，后孙氏家境中落，保元堂倒闭，定坤丹流入广升聚配制，并作为商品开始流传。广升聚发展七十多年，在全国各地设立分号，使定坤丹名播四方。后广升聚改组为广升蔚。广升蔚又分为广升蔚、广升远两家。其中广升远发展迅速，在广州、香港等地设有分号，以批发药材为主，兼向南洋一带推销自制成药，使"远"字定坤丹名扬海外。广升蔚改号广升誉，集中力量专制成药，使"誉"字定坤丹名驰三晋。中华人民共和国成立后，生产定坤丹的"两广升"悉数并入广誉远，广誉远成为唯一生产定坤丹的厂家。"两广升"所产定坤丹，各药含量比重及剂型稍有不同，但因源自一方，变化不大，经广升誉经理吴华亭与广升远经理刘佩璋二人各取所长，形成今天的处方及工艺。中华人民共和国成立后定坤丹制作技艺由柳子俊传至宋应龙，宋应龙传技柳惠武（柳子俊之子），现在新一代传承人为李建春（表9）。

表9　定坤丹制作升炼工艺传承人谱系

姓　名	生卒年	文化程度	传承方式	学艺时间	居　址
宋应龙	1936—	不详	师徒相传	不详	山西汾阳
柳惠武	1955—	大专	师徒相传	1971年	山西榆次
李建春	1966—	不详	师徒相传	不详	山西太谷

5. 项目文化内涵

（1）龟龄集主要文化内涵

龟龄集是我国古代养生抗衰老方剂，是中华药学文化的宝贵遗产，是古代医学家集体智慧的结晶。龟龄集吸收了中国古代历史文化精髓，在整个升炼过程中，巧妙地融汇了传统"五行学说"（金、木、水、火、土）和"五味学说"（酸、甜、苦、辣、咸），其制作工艺精妙，堪称绝技。龟龄集具有 470 多年悠久的历史，明清帝王视龟龄集为圣药，长期服用，皆有良效。

龟龄集从产生到流传民间，历经四个多世纪的漫长岁月，其以独特的配方和稳定的功效，代代传承以至今日，与其疗效可靠密不可分。提及我国中药领域中药复方升炼剂独特的生产工艺，龟龄集可谓一枝独秀，其 99 道炮制工序完整地保留了我国传统中药复方升炼独门技术和独特的传统剂型。龟龄集被列为内服益寿首选方剂。经临床验证，龟龄集有固根、强肾、健脑、延缓衰老等功效，融汇传统中药之精华。能延缓人体衰老、恢复机体功能、增强人体免疫力。龟龄集功效卓著，处方、工艺技术保密，有独特性和唯一性。龟龄集为国家级保密处方和工艺技术，2000 年被列为国家中药保护品种。

当代多位党和国家领导人先后对龟龄集的生产工艺进行考察和指导，对之评价甚高。1986 年，由于服用龟龄集，中国第三次南极科学考察的 100 余名队员迅速消除了疲劳，恢复了体力，为胜利完成中国历史上重要的航海考察再建奇功。总之，龟龄集在古今人类战胜疾病历史上，具有丰富的文化与社会价值。

（2）定坤丹文化内涵

定坤丹炮制手法独特，许多炮制手段为定坤丹所独有，如干姜制炭后药性的掌握；如熟地的九蒸九晒，名曰"九蒸纯性"。经过炮制的熟地油润光泽、质地柔软、细腻丰满，折断后断面呈黑透光亮，表里色泽完全一致，具有特殊药效。这些工艺无理化指标，全凭经验掌握。定坤丹属于"古方所未备，珍秘而不传"的保密品种。长期以来，定坤丹生产技艺全靠师徒传承，世代相传，通过较好的悟性和长期实践才能掌握，难于用言语表述。定坤丹中的人参与五灵脂，从中医药配伍禁忌来说属于"相畏"的两味药物，却在此方中共用，经两百多年疗效证明，具有神奇的治疗效果，被称为组方配伍的经典之作。

定坤丹药丸滋润光滑，剖开后断面色泽纯正细腻，无碥口变硬现象。定坤丹由于用料珍奇，处方奇妙，制作考究，因而治疗范围非常广泛。它广泛运用于妇科疾病，近年来，亦有用于治疗男科疾病。定坤丹方中的人参与五灵脂共同配伍为这一传统名药披上了一件神秘的面纱。按照中医中药理论，人参与五灵脂属于"相畏"的两种药材，是不可配伍使用的，这一配伍背后的奥妙还有待进一步发掘。定坤丹生产工艺复杂而独特，尤其是其炮制及挂蜡工艺，是其他同类生产工艺难以比拟的。这些生产技艺是中国劳动人民长期的智慧结晶，且难以为现代技术所替代，是宝贵的历史遗产。定坤丹以其广泛的治疗范围被称为妇科综合治疗制剂的代表，其有美容及保健作用，随着现代临床的不断发现，应用价值非常可观。

定坤丹在其长久的生产流传中，享誉海内外，拥有一代代的受益者，是山西省标志性名牌产品。它于 2005 年取得国家科技部、国家安全局联合认定的秘密级保密处方及工艺技术保护资格。

6. 项目内容

龟龄集和定坤丹等传统制作技艺，是融中华传统道家养生术和中国传统医术于一炉，不计物力，不惜人工，取材苛刻，以求纯正，遵循《本草纲目》所注原产地、按季节采集而得，炮制严谨，顺应五行规律，按气候、自然、风水之法则而制成。

如龟龄集系我国最早的中药复方升炼剂，是我国目前唯一保存下来的道教炼丹类药物，它采用地道珍贵药材，用特有的传统升炼工艺炼制而成。作为道家思想的产物，龟龄集全面体现了道家与传统医学"天人合一""阴阳五行"学说的精髓。通过用银器升炼的方法，结合烧炭法、火燔法、水浴法等对药物的炮制过程，直接应对五行的"木、火、土、金、水"，以五行之术炮制以求润沁五脏，不仅使药物的作用归属于五脏，而且根据五行相生相克、相互平衡的理论，整个处方得到水火既济之妙。一般的中药复方升炼剂，用于升炼的炉鼎多为普通金属器皿，而龟龄集的升炼却一直强调使用贵金属——银。这一要求，也体现了龟龄集缜密的组方理论和严格的工艺要求。据测定，一升水中，只要含有一千亿分之二克银离子，便能将水中的细菌全部杀死。因此，有人将银誉为"永久性杀菌剂"。过去没有完善的灭菌设备，通过银锅的升炼，能有效杀死药品中的细菌，确保用药安全，并且可使药品长久保存。龟龄集作为中药复方升炼剂的代表，同其他丹药一样，都有一个炉鼎升炼的过程。传统龟龄集升炼工艺需要四十九天才能完成，1975年经过我国著名数学家华罗庚进行实地考察，并对龟龄集工艺运用优选法，经过现代检测手段测试升炼周期，从过去的四十九天中找出升炼最佳点，十七个昼夜就可以完成升炼。

龟龄集采用飞（蜻蜓、雀脑）、潜（海龙、海马）、动（穿山甲、鹿茸等）、植（人参、地黄、苁蓉、枸杞、淫羊藿等）等名贵药材，不仅用料讲究，质量上乘，炮制方法更是奥妙无穷，每种原料的制法都别具一格。例如：鹿茸在一般药中均用黄酒炮制，而配制龟龄集时则必须用陈醋炮制。公丁香要用花椒水炮制，并炒至蒂头出现白点为止。淫羊藿要用牛奶浸泡后，经过九蒸九晒的过程。在制备过程中，所需辅料除了陈醋、花椒水、牛奶外，还有黄酒、蜂蜜、姜汁等多种，制备工艺有煮、熏、爆、土埋、露夜等九十九道大工序三百六十道小工序。仅红蜻蜓一味辅药，就须于仲夏青海湖取活物，经煮、蒸、爆、土埋等多道工艺而完成。龟龄集的制作技艺既保留了"炉鼎升炼"等道家传统技艺，又融汇了现代科学技术，是国内罕见、精湛的制备工艺之一。

（1）龟龄集基本内容

龟龄集为历代皇宫内廷专用精品。龟龄集的炮制是古代道士为求长寿采用炼丹术制成并流传下来的唯一内用丹药。这种炉鼎升炼之术，选料二十八味，应合二十八星宿，其中天冬、地黄、人参暗应天、地、人三才合一。电龄集是我国唯一现存的中药复方升炼剂，在过去的数百年间，其升炼工具一直沿用"泥锡锅"，也称"老君炼丹炉"。

制作方法：用大铁锅一口，先在锅内铺泥约五寸（1寸＝10/3厘米），风干后上面放置预制锡锅一个（锡锅内径约六寸，高约十二寸，比装药粉的银锅直径和高度约加大一寸左右，银锅厚度八分），在银锅外围抹成陡坡状泥壁，泥壁底沿厚约三寸，上口厚约一寸。抹成后晾晒干透即成。升炼时木炭在此泥锡锅底下燃烧，火力透过铁、泥、锡各层，导至银锅内部（在此期间，升炼温度完全靠师傅的经验掌握）。升炼时间为三十六天，期满，剥取银锅外面泥层，出药后晾木盘内，冷却后过箩，装磁罐，封口，储存，用时取出包装。

电子数控电升炉，20世纪70年代，在我国著名数学家华罗庚的指导下，龟龄集升炼大师与太原工学院专家们共同研制成功的我国第一台龟龄集升炼设备，电子工业首次应用到传统中药制药技术上来，更新了延续数百年来的古老升炼技艺，实现了升炼过程的自动化，年生产能力由原来的60万瓶猛增到400万瓶，龟龄集数控电升炉的科研成果在1978年全国科学大会上受到表彰。

龟龄集由28味地道珍贵药材升炼而成。鹿茸、海马、肉苁蓉、补骨脂、锁阳、淫羊藿、麻雀脑、蚕蛾、石燕、蜻蜓、硫黄、细辛、附子补肾壮阳；熟地黄、生地黄、天冬、枸杞子、菟丝子滋肾填精；杜仲、牛膝强腰壮筋；人参大补元气；急性子、穿山甲活血通络；朱砂宁心安神；丁香、砂仁行气醒脾；甘草和中调药；大青盐引药入肾。综合全方，阴阳互根，气血双补，温而不燥，滋而不腻，补而不滞，补行兼施，适宜于长期服用。因其传承久远，药物特异，处方严谨，配方珍奇，炮制组合奇妙，升炼技术精湛，工艺独特，历经四个多世纪的实践，具有补脑、益髓、行阳、滋肾、调整神经、延年益寿等效果，被我国古今医学界誉为"补王龟龄集"。

（2）定坤丹基本内容

定坤丹由人参、鹿茸、西红花、当归、熟地、三七、白术、枸杞、元胡、香附等二十多种名贵药材组方，每味药材都须经不同的炮制方法进行炮制，再经粉碎、合坨、制丸、挂蜡等工艺制成，每道工序都有特别的讲究。

每味药材都使用独特的炮制方法，包括煨、炙、炒、蒸、煅等。炮制用辅料也丰富多样，有黄酒、醋、蜂蜜、童便等。炮制，主要包括细研。先将草药一次粉碎，再将细料研细后掺入，使细度达到100以上，混合均匀。炼蜜，老嫩特别重要，而且全靠经验把握。合坨制丸，主要有吃蜜、和坨、"打百蜜"、"圈百日"、晾坨、搓条、制丸、选丸等。挂蜡，主要有扣壳、化蜡、吊蜡、成形、选丸等，要求蜡丸光滑，厚薄均匀，针孔无外露。

制作定坤丹的主要器具有：炮制工具（闷药池、蒸制瓦罐、煅炭锅、炒药锅、切药机、辗药机等），合坨工具（炼蜜锅、和药器、石案、重锤、磁罐等），制丸工具（搓条板、推丸模、晾丸罐、选丸台等），挂蜡工具（化蜡锅、扎丸器、冷却池），包装工具（木案、镇板、裁剪纸刀等）。其中，炮制用煅炭锅，依古法而制，耐高温而热量高，可使所煅干姜炭而存性；推丸模，长50厘米，宽45厘米，厚度4厘米，模具平面有10—15条半圆形水槽，模具分上下两组，制作丸药时，在模具上涂抹少许香油，将搓好的药条置于模具上，填实半圆形水槽，然后用另一片模具合拢挤压，逐个切割制丸。要求大小均一，重量相差无几，须特殊的手工技艺；挂蜡技术十分讲究火候与手法，蜡的温度过高或过低，都无法完成挂蜡工艺，所制蜡丸厚薄均匀，光滑细致，属于几百年密而不传的绝技。

7. 项目保护现状

（1）龟龄集保护现状

已采取的保护措施：2006 年 5 月 16 日，经国家科技部和国家保密局审核，龟龄集处方和工艺技术被列为国家级秘密技术。由太谷县传统医药研究会牵头，已着手筹备太谷传统医药历史文化展览室，集中反映龟龄集深厚的历史文化内涵。由中央电视台协助拍摄的大型电视专题片《中华特色药——龟龄集》已完成。由我国著名清宫医学专家陈可冀教授主编的历史画册《龟龄集 465 年》2009 年正式发行。2006 年 7 月，龟龄集生产企业山西广誉远国药有限公司已向国家商务部申请中华老字号保护。8 月 30 日，国家商务部发表公告，该企业正式入选全国首批中华老字号。2006 年 9 月，山西省工商局、晋中市工商局联合为龟龄集申报中国驰名商标。

（2）定坤丹保护现状

已采取的保护措施：以培训及认定的办法培养传承人，不断形成传承人受重视与保护的企业地位。在世界卫生组织关于食药生产与质量管理认证标准（GMP）允许的范围内，最大限度地保留传统工艺精华，如手工吊蜡及药材的尊古炮制。定坤丹以节略版形式进入中国药典，不仅保证了处方及工艺的保密性，而且使其有了最高的质量标准。定坤丹申报并取得国家科技部、国家安全局联合认定的秘密级保密处方及工艺技术保护资格，为定坤丹的全面保护提供了法律保障。为解决定坤丹原料短缺问题及保证产品所用原药材的质量，传承者尝试建立了药材养植（殖）基地。根据定坤丹文化背景修建了定坤丹文化园林，强化了定坤丹制作的传统特色及制作要求。在筹备龟龄集历史文化博物馆的基础上，增设"定坤丹历史文化展室和专柜"，以馆中馆的形式再现定坤丹深厚的历史文化底蕴。已向国家商贸部递交申请保护百年老店中华老字号和太谷传统名药定坤丹、龟龄集品牌的综合文本。2006 年 9 月，山西省工商行政管理局、晋中市工商行政管理局联合为定坤丹申报中国驰名商标。

另外，本节撰写中部分采用了调研时山西广誉远国药有限公司提供的资料，特此表示感谢！

第四节　正骨疗法

一、宫廷正骨疗法

1. 项目概要

"宫廷正骨"是以清代专治跌打损伤为基础、以手法治疗为主、辅以中医中药及中医器具的纯中医疗法。通过多代宫廷御医及现代医师不断的继承和发展而形成的独特骨伤疗法之一。宫廷正骨的主要手法特点是"机触于外，巧生于内，手随心转，法从手出"，它的主要服务对象为清宫皇室，与民间正骨手法比较，尤以"轻、柔、透、巧"见长。

"宫廷正骨（上驷院绰班处）"，2007 年被列入北京市级非物质文化遗产重点保护项目，2008 年被国务院公布为第二批国家级非物质文化遗产保护名录。国家级代表性传承人为刘钢。

2. 项目所在地区概况

"宫廷正骨（上驷院绰班处）"是以清朝故宫内上驷院绰班处正骨科为基础发展起来的骨伤疗法。据史料记载，已有四百余年的历史。北京一直是中国北方重镇和地方政权都城，自金代起历经元、明、清四朝以及至今，均以此地为首都，前后历经 850 余年。清朝定都北京后，内务府在故宫内开设上驷院，院内有负责正骨按摩的蒙古医生，这些蒙古医生所在医疗机构就称为"绰班处"。保护单位护国寺中医院位于西城区，西城区是首都的中心城区，历史文化底蕴深厚。该中医院始建于 1952 年，是北京市成立最早的公立中医医疗机构之一，中医正骨科是院内重点专科，被北京市中医管理局定为北京市重点中医特色专科"北京市中医骨伤治疗中心建设单位"，"宫廷正骨"是该科室的主要诊疗特色。

3. 历史发展与现状

明末清初，战乱频仍，清兵入关问鼎，满蒙八旗兵多善骑射，经常发生坠仆跌折，关节脱臼，当时比较著名的医生是绰尔济的蒙古人，称为"蒙古医生"。公元 1644 年清朝建立，清宫内始设阿敦衙门，后来改为"上驷院"。康雍时期，上驷院的主要任务是为清朝宫廷及骑兵驯养马匹，蒙古医生也在上驷院的管辖范围内，其主要职责是为武官将领及骑兵治伤，尚未组成正式的医疗机构，医学理论与治疗手法均未形成，到乾隆初年，随着国家的稳定，经济文化的繁荣与发展，医疗技术和理论得到了提高，内务府对医疗机构做了整顿，尤其是对上驷院管辖内负责正骨按摩的蒙古医生给予高度重视，成立了专门医疗机构，这个机构在上驷院称为"绰班处"。道光初年，上驷院绰班处成为清朝宫廷大内的唯一骨科医疗机构，并进入全盛时期，学术思想和医疗技术日臻成熟，涌现了大批蒙、满、汉优秀骨伤科和按摩医生。其中最著名的是德寿田，其任蒙古医生长，满族人，生卒年不详。他是"宫廷正骨"可以追溯到的最早御医，桂祝峰为其嫡传弟子，桂祝峰再传弟子有夏锡五等人。清朝灭亡后，太医院解散，代表着国家医疗最高水平的医生不再被皇室专属，夏锡五等宫廷御医于是来到民间。中华人民共和国成立后，护国寺成立北京市第一门诊部，夏老在骨伤科亲自应诊，并传授了吴定寰、冯诩、郭宪和、周玉宗四位弟子。夏老去世后，这四位专家在护国寺中医院继续为广大患者服务，在他们的悉心指导传授下，护国寺中医院骨伤科全面继承了清代宫廷上驷院绰班处的正骨疗法，把内外用药、手法、夹板固定等治疗措施完整地继承传承了下来，并予以发扬发展。吴定寰为"宫廷正骨"的第四代传人，2008 年去世。他的弟子刘钢，现任护国寺中医院中医骨科主任医师，2009 年被认定为第三批国家级非物质文化遗产代表性传承人。

如今，"宫廷正骨"通过历代宫廷御医及现代医师不断发展，形成了独有的治疗体系。护国寺中医医院以刘钢为主要传承人，在中医骨伤科领域内，总结前人经验，结合临床实际，取得了良好疗效，对临床常见 20 余种骨科疾病进行了系统整理，因其手法具有"轻、柔、透、巧"的特点，符合现代人的就诊要求，受到广大患者的欢迎。

4. 传承谱系

据史料记载，"宫廷正骨（上驷院绰班处）"至今已传承五代，其中又以德寿田、杜祝峰、夏锡五、吴定寰、刘钢一脉五代人的传承体系最为完备，具体传承脉系见图 1。

吴定寰，主任医师，全国名老中医，"宫廷正骨"第四代传人。吴老早年从师于宫廷御医夏锡五，得其真传，对"宫廷正骨"的理论体系、临床正骨手法均有独特的见解和研究。他对中医骨科学中满、蒙正骨学造诣颇深，在他的指导下，护国寺中医院骨伤科全面继承了清代宫廷上驷院绰班处的正骨疗法，把内外用药、手法、夹板固定等治疗措施完整继承与发展。

刘钢，1978 年从事中医正骨工作，1997 年参加国家中医局组织的拜师会，成为全国名老中医吴定寰的徒弟。2000 年，经国家中医药管理局组织专家考核、验收，批准出徒。现任中医骨伤科主任医师、教授、北京市中医骨伤治疗中心主任，是中华中医药学会骨伤分会委员和北京中医学会骨伤专业委员会副主任委员，2009 年被认定为第三批国家级非物质文化遗产项目"宫廷正骨（上驷院绰班处）"代表性继承人。刘钢在学术上师古而不泥古，他博览群书，根据多年的临床经验，对中医正骨的治疗手法进行了不断改进和研究，使"宫廷正骨"手法更加完善和系统化。

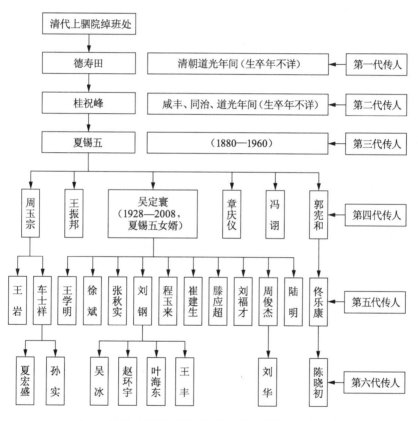

图1　清代上驷院绰班处"宫廷正骨"脉系源流

5．文化内涵

"宫廷正骨（上驷院绰班处）"起源于蒙医骨伤科技术，自乾隆时期开始得到统治者的重视，医疗技术和理论也得到了相应发展与提高。清朝灭亡后，太医院解散，昔日宫廷御医流入民间，他们的出现增强了当时骨伤科的医疗实力，促进了正骨水平的提高，其文化内涵主要体现在以下几方面。

完善宫廷医疗文化体系。上驷院绰班处的"宫廷正骨"作为宫廷医疗体系中重要的一部分，不仅可以反映清代宫廷医疗水平，了解清代宫廷医疗文化，对现代医疗技术的提高和补充，亦有巨大的文化意义。

完善现代骨科治疗体系。"宫廷正骨"在清朝一直以皇室王族为服务对象，自民国进入民间医疗体系，现已被纳入北京市医疗保险范畴。目前，我国医疗体系中的骨科分为西医和中医，西医骨科在治疗骨科疾病中具有一定的局限性，"宫廷正骨"可以弥补西医骨科的不足，是现代中医骨科防治的有益补充。

6. 项目内容

"宫廷正骨"是以清代上驷院绰班处专治跌打损伤为基础、以手法治疗为主、辅以中医中药及中医器具的纯中医疗法。通过多代宫廷御医及现代医师的不断发展，形成骨伤独成一脉的治疗体系，是对现代中医骨伤有益的补充。"宫廷正骨"对颈椎病、腰椎间盘突出症等，具有明显的疗效；对常见的关节骨折及干骨骨折，通过使用元书纸夹板等外固定方法，可以避免石膏固定和手术治疗等风险，是一种风险小、效果良好的治疗方法，相对于其他中医骨伤流派，"宫廷正骨"有独特的内容与特点。

"轻、柔、透、巧"的手法特点。"宫廷正骨"强调手法治疗在整个治疗体系中的重要作用，并且针对骨伤科中骨折和筋伤的不同，手法治疗的原则亦各有侧重。如针对骨折治疗，强调手法"正、整、接、实"，针对筋伤的治疗，强调手法的"轻、柔、透、巧"。临床治疗时贯彻"心慈术狠"的治疗指导理念，注重"手随心转，法从手出"。强调注意患者在治疗过程中的感受，提倡医患的配合，尽量以患者最小的痛苦来争取最佳的治疗效果。

元书纸排子的使用。在治疗骨折方面，"宫廷正骨"除强调手法作用以外，在骨折固定方面提倡使用元书纸排子。元书纸排子纸轻且柔，有一定弹性、韧性，与人体表面情况较为接近，很少有压疮。纸排子对肌肉正常的、有益的收缩影响很小，便于把造成骨折再移位的消极因素转化为维持固定矫正残余畸形的积极因素。大小纸排子分层使用，即能保证固定的强度，又因小排子之间的空隙而能够保证肢体的正常血液循环。纸排子的轻柔和弹性可随骨折后肢体粗细的变化而变化，自动塑形，能随骨随形，这些优点较好地适应了伤后肢体生理、病理的要求，具有较强的科学性和实用性。这种固定方式，可以在很大程度上避免石膏固定的弊端，尽可能减少压疮的出现，减轻患者的负重，从而减少患者的痛苦。

特色外用药——骨科熥药。在外用药方面，"宫廷正骨"提倡使用传统的中药复方，其中比较具有代表性的为骨科熥药。骨科熥药是御医夏锡五从宫中抄出的经验方剂，经过几百年的临床使用和不断更新，骨科熥药的临床疗效得到进一步验证，受到了广大患者的追捧。

"口传心授"的手法功力。"宫廷正骨"以手法治疗为主，其对于医者的手法功力具有较高的要求，通过"口传心授"的方式代代相传。想做到"手随心转，法从手出，法之所施使患者不知其苦"，不但要有高超的正骨手法，还要有功力，功力与正常的技巧相结合，治疗才能达到预期效果。"宫廷正骨"有自己特有的练功法，通过如意练功棒、沙袋等工具来练习臂力、腕力、腿力，使清代上驷院绰班处宫廷正骨的治疗精髓得以不断地传承和创新。

7. 保护现状

"宫廷正骨"自 2007 年被列入北京市级非物质文化遗产重点保护项目以来，项目总体保护状况良好，一方面是由于保护单位的大力支持，另一方面也得到了北京市政府和西城区政府非物质文化遗产保护体系的密切关注和高度重视。

（1）传承人保护现状

刘钢在获得认定后，对自己传承人的身份十分自豪，对"宫廷正骨"这个项目的荣誉感增强，希望将这项技艺长久传承下去，并呼吁有关部门能够大力推广。"宫廷正骨"是传统医学中不可分割的一部分，是护国寺中医院骨伤科的主要特色。目前，骨伤科的诊疗活动已被纳入北京市医疗保险，日门诊量达到40—50人，科室曾多次得到过文化部和北京市政府的资金支持。刘钢为传承人代表的"宫廷正骨"工作室，近年来，加大了对宫廷正骨学术思想的研究，积极参加有关部门组织的义诊和咨询活动，并接受媒体采访，广泛宣传宫廷正骨疗法。

作为传承人，在遴选弟子时，刘钢最关注的是医德。他多次强调，要热爱正骨工作，有悟性，才能将"宫廷正骨"项目的精髓继承下来。目前，他培养了20余名弟子，都有较好的医学基础，学习认真，有悟性，大约一半弟子是由他本人亲自选择的，其余为单位或相关部门推荐。评定为"宫廷正骨"的代表性传承人之后，刘钢认为自己的社会地位有所提高，对目前自己的生存状态较满意。

（2）项目保护现状

自2008年被列入国家级非物质文化遗产名录以来，护国寺中医院努力完善落实了《国家级非物质文化遗产申报书》中所提出的保护规划，主要包括以下几方面工作。

第一，医院先后投资50余万元成立了中医骨伤研究中心，添置了相应的电子设备和档案设备，并且有计划地每年追加适当资金，以鼓励传承人持续进行骨伤科相关研究。

第二，医院以刘钢为代表性传承人，为其配备了不同年龄段的徒弟，不断总结宫廷正骨疗法学术思想和临床经验，完善宫廷正骨学术体系。

第三，医院及科室还配备有专门人员从事名老中医学术经验总结，积累临床病案，总结提炼，完善宫廷正骨疗法的创新发展。

第四，医院通过向各级部门申请宫廷正骨相关课题，从多方位展现宫廷正骨的治疗规范，并在一定范围内予以推广。

目前，"宫廷正骨"已建立了完整的传承梯队。传承主要采取讲课及带徒等方式，在传承过程中十分注意保持原真性和文化内涵，专门聘请老一辈的正骨专家采用传统教授方式进行现场授课，医院内部也制定了"师带徒"有关规定和要求，并制定了考核制度，来定期考核传承效果。北京市中医局对传统医学十分重视，加强对"宫廷正骨"保护力度的同时，广泛宣传，提高了"宫廷正骨"的知名度。患者通过媒体介绍、口口相传等途径了解和认识了"宫廷正骨"医术，就诊数量明显增加，医院收到了较好的社会和经济效益。

目前，"宫廷正骨"的发展尚存不如人意的地方，原因是多方面的。"宫廷正骨"属于宫廷医疗的一部分，具有悠久的历史，而现代年轻人对传统文化普遍生疏，对中医正骨文化的接受有难度。"宫廷正骨"的临床用药遵循传统工艺，疗效好，但只能以院内制剂方式使用，不能得到广泛的推广。

此外，本节撰写时部分采用了调研时护国寺中医院提供的资料，特此表示感谢。

二、罗氏正骨疗法

1. 项目概要

"罗氏正骨法"于 2006 年纳入第一批北京市朝阳区非物质文化遗

产名录，2007 年进入第一批北京市非物质文化遗产扩展项目名录，2008 年进入第一批国家级非物质文化遗产扩展项目名录。2009 年 4 月，罗金殿入选第三批国家级非物质文化遗产项目代表性传承人。

罗氏正骨法传承至今已有 300 余年的历史。罗氏正骨，在手法治疗复位扶正、接骨、续筋、固定和用药方面具有独到之处，是我国传统中医骨伤治疗的典型代表，与人民生活息息相关，受到群众的欢迎。因而具有很高的人文价值与医学价值。

2. 项目所在地区概况

北京是中华人民共和国首都，全市面积 16 400 多平方千米，北京的西、北和东北，群山环绕，山地面积占全市面积的 62%；东南是永定河、潮白河等河流冲积而成的平原，平原面积占全市面积的 38%。纵观北京地形，依山襟海，土地肥沃，物产丰富，自秦汉以来，北京地区一直是中国北方的军事和商业重镇。

北京有 3 000 余年建城史和 850 余年建都史，是我国历史上著名的七朝古都。七朝古都的沧桑巨变，多民族文化的交流融合，形成了独具特色的北京文化。北京拥有众多世界文化遗产和丰富的非物质文化遗产资源，是整个中华民族历史文化的缩影。

项目所在地区属于北京市朝阳区。北京市朝阳区文化委员会非常重视非物质文化遗产工作，在北京市较早开展了非物质文化遗产的申报与保护管理。2006 年，启动并完成了朝阳区非物质文化遗产的普查；2007 年开始申报北京市非物质文化遗产保护名录；2008 年对进入的非遗项目进行调研跟踪。根据调研结果，落实对传承人的各项保护措施，建立保护机制等，朝阳区对项目的申报与保护起到了积极推动作用。

3. 历史发展与现状

传统中医正骨学是一门独特专科医学，手法复位讲究骨当正、筋当顺、扶正复位为纲领。罗氏正骨法起源于河南省夏邑县罗楼村。罗氏家族是中医正骨世家，祖传至今已有300余年的历史，现已传至第八代。罗氏中医正骨的手法治疗复位扶正、接骨、续筋、固定和用药具有独到之处，以手法轻、诊断准、见效快闻名。

罗有明是罗氏正骨法的重要传人和杰出代表。罗有明自幼跟随祖母学习正骨医术，祖母卒后，随堂伯习针灸、方药。1921年罗有明16岁时正式成为"罗氏正骨法"的第五代传人。18岁嫁到王家，丈夫王志忠逃荒离家在外，参加了红军，在战斗中头、背部受伤。1948年2月，王志忠所在部队将罗有明接到北京，安排在军队医院，任护理大夫。随后与部队一起进驻华北通州北刘庄，尹各庄一带。中华人民共和国成立后，1950年王志忠随部队调往北京，罗有明也随军队医院进驻北京东郊双桥池家窑，从此在双桥骨伤科当医生。罗有明1956年调北京市朝阳区双桥农场卫生所任骨伤科医生，1957年调北京市朝阳区双桥卫生院。1968年罗有明又任北京市朝阳区三间房卫生院任主治医师、骨伤研究小组负责人。罗有明乐善好施、救死扶伤、不求名利，其高超医术得到了群众的广泛赞誉，人们称她为"双桥老太太"，誉其为"接骨圣手""骨伤科圣手""仁心圣手""良医仁心"。罗有明这个名字就是1956年为邓颖超看病时，周恩来总理所赠。

1985年7月，遵照周总理生前对有关部门所作的"把罗有明的技术传下去"的指示，在原国家主席邓小平、李先念及卫生部的亲自支持下，"罗有明中医骨伤科医院"正式开业，指定罗有明担任院长。这是以国建民营的方式（即行政上隶属于朝阳区卫生局，但以个人名字命名）成立的唯一一家非营利性医院。当时，传承人罗金殿任业务副院长。

然而，自1985年7月建院以来，发展速度缓慢，不能适应新形势下医院的发展规划和患者的治疗需求。现在，罗氏正骨法和罗有明中医骨伤科医院面临着困难和压力。有鉴于此，对"罗氏正骨法"进行非物质文化遗产保护。自"罗氏正骨法"被认定为国家级代表性项目后，医院患者增多，信誉度增高。

4. 传承谱系

罗氏家族是中医正骨世家，祖传至今已有 300 年的历史，现已传至第八代。

罗氏祖传中医家族，因社会动乱，几经劫难，罗氏家谱遗散殆尽，自罗怀善之前已无据可考。根据 104 岁（2008 年）罗有明老人和罗氏家族传人回忆，并参考地方县志资料，仅知罗氏祖上长期行医江西一带，于骨科方面颇有建树。"罗氏正骨法"约在清康熙年间形成并逐渐得到认可。

罗怀善膝下有一子，取名罗如斌，子承父业。罗如斌之子罗百升娶妻陈氏，授其医术。罗门陈氏后生三子，老大罗天佑，老二罗天楼，此二人均未学习正骨之术，且身后无子嗣，此两脉传人就此断绝。老三罗天绪娶妻杨氏，后生有两女三男。大女儿罗有明天资聪慧，被选为罗氏正骨法传人。二女儿未学医。大儿子罗锡恩虽修习中医及伤科，但未以医为业。二儿子罗锡运虽有修习医术，但未专攻骨科，仅作郎中行医乡里。三儿子罗锡堂未学医。唯有罗有明一人学业有成，继承罗氏正骨之术。罗有明可谓罗氏正骨法的重要传人和杰出代表。

罗有明膝下无子嗣，将罗氏正骨法传于她的侄亲。如罗锡恩的大儿子罗金殿（因幼小丧母被罗有明收为养子）、罗金殿的妻子司桂珍；三儿子罗金印；罗锡运之子罗金官；罗锡堂之子罗金贵。但此辈人中，罗锡恩的二儿子罗金良与罗锡堂之子罗金贵虽有修习正骨法，但未以医为业。在其后，罗氏正骨法的传承人数众多，传承良好。目前，"罗氏正骨法"现已传至第八代，主要传承人有罗素兰（罗金殿之女）、罗伟（罗金殿之子）、罗勇（罗金殿之子）、罗素霞（罗金殿之女）、罗坤（罗金官之子）、罗翠花（罗金官之女）、罗震（罗金印之子）、罗剑（罗金官之孙女）。

表 10　罗氏正骨法传承谱系

代别	姓名	性别	生卒年	师承关系	传授指导老师
第一代	罗怀善	男	不详	不详	不详
第二代	罗如斌	男	不详	不详	不详
第三代	罗百升	男	不详	父子	罗秀才
	罗门陈氏	女	？—1919	夫妻	罗高升
第四代	罗天绪	男	？—1947	母子	罗门陈氏
第五代	罗有明	女	1904—2008	祖孙、父女	罗门陈氏、罗天绪
第六代	罗金殿	男	1931—	母子	罗有明
	罗金官	男	1935—	姑侄	罗有明
	罗金印	男	1940—	姑侄	罗有明
	司桂珍	女	1931—	婆媳	罗有明
第七代	罗素兰	女	1951—	祖孙、父女	罗有明、罗金殿
	罗伟	男	1958—	祖孙、父子	罗有明、罗金殿
	罗勇	男	1960—	祖孙、父子	罗有明、罗金殿
	罗素霞	女	1962—	祖孙、父女	罗有明、罗金殿
	罗坤	男	1955—	祖孙	罗有明
	罗震	男	1976—	父子	罗金印
	罗翠花	女	1968—	祖孙、父女	罗有明、罗金官
第八代	罗剑	女	1981—	祖侄孙女	罗金殿

表 11　现有"罗氏正骨法"传承人资质水平（2008 年统计）

代别	姓名	性别	政治面目	生卒年	学历	职称	行医时间
第六代	罗金殿	男	中共党员	1931—	本科	副主任医师	53 年
	罗金官	男	群众	1935—	大专	医师	52 年
	罗金印	男	中共党员	1940—	大专	副主任医师	50 年
	司桂珍	女	中共党员	1931—	私塾	主治医师	42 年
第七代	罗素兰	女	中共党员	1951—	大专	主任医师	34 年
	罗　伟	男	群众	1958—	大学	主治医师	28 年
	罗　勇	男	群众	1960—	大专	医师	14 年
	罗素霞	女	群众	1962—	中专	主治医师	23 年
	罗　坤	男	群众	1955—	初中	医师	31 年
	罗　震	男	中共党员	1976—	大学	医师	10 年
	罗翠花	女	群众	1968—	大学	学员	23 年
第八代	罗　剑	女	团员	1981—	大专	学员	6 年

　　无论在哪个时期，"罗氏正骨法"的传承都是以罗氏家族的直系或旁氏亲属为主要传承主体。近代以来，罗氏家族逐步将正骨手法对外推广，但其精华和要诀依然由罗氏家族成员尽数掌握。

　　罗有明老人及其家族主要成员打破古老传统中医术不外传这一祖训，在 20 世纪 60 年代中期至 70 年代，配合国家组织的骨科医生骨干学习班，推广"罗氏正骨"经验。十年来，罗老太太又为前来请教的医务人员举办进修班、集训班 30 多期。也有从国外慕名前来的医生拜师学习正骨技术的。但这些培训班从实质上讲，由于都是短期、速成的，学员只能学到一些简单的技巧，对于"罗氏正骨法"精髓不能有深刻领悟。

　　"罗氏正骨法"从 1968 年在北京东郊双桥办院带徒至 1985 年，在北京朝阳区高碑店办院带徒以来，均有不同程度的发展。经验证明，要培养出合乎规范的罗氏骨科医生，需要师生 10 余年坚持不懈的努力，方有成效。

20 世纪 80 年代至今，"罗氏正骨法"的第六代传人罗金殿，成立了教研室，编撰了《罗氏正骨法》《罗有明正骨法》、手法治疗《腰椎间盘突出症》分册各 1 部，《罗氏正骨法》电教片 2 部，等教材，以传授"罗氏正骨法"。

5. 文化内涵

中医骨伤科，古代属于"折疡""金镞"范畴，又称"接骨""正体""正骨""伤科"，其历史十分悠久，是各族人民长期与骨伤疾患作斗争的经验总结，具有丰富的学术内涵和卓著的医疗成就。传统中医正骨是以中医理论为指导，研究防治人体皮、肉、筋、骨损伤与防治的一门医学，以骨当正、筋当顺、扶正复位的手法复位为纲领。"罗氏正骨法"作为中医传统骨伤疗法的典型代表，是中医正骨悠久历史的体现，它所具有的诊断手法、治疗手法要领及功用，蕴涵了对 50 多种常见骨伤疾病的中医传统医理、技术与人文。

6. 项目内容

"罗氏正骨法"的特色与优势是"手法诊断""手法治疗"。无论在古代还是现代，通过手的触诊检查，对疾病予以诊断，并使用各种独特手法进行施治。其手法具有稳、准、轻、快的特点。对骨折、骨关节脱臼、颈椎综合征、椎间盘突出症、软组织损伤、老年性膝关节病、多种腰腿疼病的治疗，显效快、治愈率高。不但适合于战场、自然灾害的救护及应急抢救，也适合于慢性病和软伤的有效诊疗。既经济又方便，疗效好，患者痛苦少。

"罗氏正骨法"是由检查、诊断、治疗、用药、固定、愈合时间、锻炼等多种因素融汇而成的一种疗法。"罗氏正骨法"在对病人的检查、诊断、治疗的一系列过程中均体现了罗氏正骨的独到之处和我国传统中医的特色优势，包括四个诊断手法、二十二个触诊手法、三十七个基本手法和一百多个治疗手法。其主要内容体现在以下几方面。

（1）手法诊断

望、闻、问、摸。

摸属于手法诊断。"摸"字包括二十二个触诊手法，以利明确诊断，对症治疗。对于病情的诊断和检查，全靠双手，手摸心会，是施用手法前的必要步骤。先用手触摸伤处，触摸时先轻后重，由浅及深，由远到近，两头相对，以了解是软组织损伤，还是骨折，达到"知其体相，识其部位，一旦临症，机触于外，巧生于内，手随心转，法从手出"的目的。

① 双拇指触诊法。该法主要用于脊柱检查，用双拇指指腹的桡侧在患处触摸纤维、肌肉、韧带，沿脊柱方向垂直按顺序依次左右分拨，检查有无纤维剥离、变硬挛缩、弹性变差，以及棘突位置、棘间隙大小的异常变化等。通过指腹下的各种各样的感觉，来确定损伤的情况。

② 三指触诊法。多用于脊柱的检查。中指架在脊柱棘突上，食指、无名指分别放在棘突旁，沿脊柱滑下，以检查生理曲线消失、反弓张、成角、后凸内陷畸形及棘上韧带剥离、棘突偏歪等。

（2）手法治疗

"罗氏正骨法"的手法治疗三要素。三要素指的是力点、力量和角度。对于不同的病情与不同的部位，要根据具体情况采用正确的力点、量和角度，在三者之间的运作关系上，要随时掌握正确的定位和量作用的变化，是"罗氏正骨法"治愈率高的重要原因之一。

① 三定点复位法。根据不同骨折的类型和不同的部位，多采用适应三定点复位法的手法治疗。三定点是个基本定点，根据损伤部位的不同，亦可以采取多点。此法既可贯穿在某些治疗手法之中，又可在诊断时用，还可做复诊时检查，稳妥可靠。

② 复帖复位法。此法是贯穿在治疗骨折、脱位、软组织损伤始终不可缺少的重要手法，它完善了三兼治的正骨、正筋、正肌肉的手法，同时改变了只管骨折不顾软组织功能障碍的缺欠，并能缩短愈合期。

③ 治疗线。罗氏家族在长期临床实践经验中，总结出两条治疗线。第一是腰腿痛治疗线。腰骶部有六个压痛点，依次为腰4、5椎旁，腰骶髂处，骨边，秩边，环跳，坐骨部这六个疼痛点，可由于脊柱软组织损伤、瘀血肿胀、轻度骨折、骨瘤、结核、风湿性脊柱强直、骨质增生、软组织钙化、腰椎间盘脱出症、梨状肌损伤、脊神经根炎、黄韧带增厚等，而反应在不同部位。为了缓解各种疾病引起的腰腿痛，在适应证的情况下，腰4、5椎以上发病时，可拇指点压或掌根顺压腰俞、环跳、风市、委中、昆仑。在腰骶以下发病时，用拇指点压或掌根顺压秩边、坐骨部、委中、昆仑等，力度中强度为宜。第二是颈椎综合征治疗线。对颈椎综合征引起的颈椎侧弯、后凸畸形、头晕、头痛、头皮松软、视力模糊、视物双影、耳鸣、多梦、失眠、眩晕等，除在颈椎部施矫形手法外，还可点穴，如印堂、太阳、百会、风池、安眠和双手指腹点压运动区，然后松解颈部和肩部。此法能使眼睛明亮，双影消失，头部及颈肩背部轻松或症状消失。点穴时，除风池、安眠酌情强度点压3秒外，其余均中度点压。

④ 脊柱旋转复位法。患者端坐于方凳上，助手扶持按住固定健侧下肢。最好坐在特制的座位上，用布带固定患者大腿部。医者坐患者背后，用一手拇指顶住偏歪的棘突，向健侧推，另一手使脊柱向棘突偏歪侧顺时针或逆时针旋转。两手协调动作，将偏歪的棘突拨正，使邻近椎体恢复正常解剖位置，达到脊柱正常的内在平衡关系。这是罗氏独创的独特手法之一，主要应用于治疗腰椎间盘突出症，有较佳疗效。此法已向全国推广应用，有巨大影响，扩展了骨科治疗此病症的方法。

⑤ 治疗软组织损伤的独到手法。对于软组织损伤，罗氏家族在长期的临床实践经验中，总结了一套治疗软组织损伤有效的手法，如复贴法：医者用拇指指腹或掌根部在伤处进行复贴复位的手法。即将剥离、移位、撕脱、骨折造成的软组织损伤，整复到原来的解剖位。扳拨法：医者用一手扶患者额部，一手置于错位、成角、畸形、偏歪、隆起的部位，在手法牵引力的情况，两手成相对方向进行推、扳、拨，施法要稳、准、轻。不可用力过大、过猛等。

⑥ 分筋手法。用于颈椎病的治疗，涉及项韧带、斜方肌、冈上肌、腰肌、四肢肌筋等。对于慢性损伤的分离软组织粘连、筋翻筋错、神经离位的治疗，有疏通经络，促进局部气血循环，和营调气等作用。

⑦ 理筋手法。作用于韧带、肌腱、肌纤维、神经等按压、复平、扶正的手法。治疗颈肩、腰臀、四肢软组织损伤，急性损伤以此法为主。本法也是治疗脊柱骨折、四肢骨折的辅助手法之一。古人讲"凡肌筋隆起，必有骨错"。在治疗骨关节错缝时，也须先适当使用理筋手法。

⑧ 开放性骨折。做清创处理（消炎止痛、合口、生肌）接骨，患者内服接骨药，以利活血化瘀、止痛、消肿加快骨痂形成。中期酌情加强筋骨药，以利活血化瘀、强筋状骨，后期舒筋、理气和营、补养健肾、加以调理，促使骨痂早日生成。

⑨ 闭合性、多发性骨折。治疗多采用独特牵引、捧拢复贴手法，接骨后按期、疗程服接骨药或内外用药。大部分病例的康复期约为三个月。"罗氏正骨法"的治愈例史上，就有很多粉碎性骨折的患者。

（3）诊疗要诀

独到的口诀心法：摸接端提拉，扳拨按摩压。顶挤蹬揉捏，松解点穴"法"。捧拢复贴"用"，旋转"与"推拿。摇摆挂牵引，分离扣击打。以上是37个基本手法，称之为"五言三十七字令"。对手法的要领及功用以及之间的关系，不容易掌握。治疗优势体现于一法多用，多法共用才能完成治疗。将断骨对接后夹板适度固定，并对症用药，嘱患者按时复诊，加以功能锻炼。

"罗氏正骨法"的诊疗要诀为："凡正骨者，必察其形，询其源，触其位，闻其声，施其法，观其志意于其疾能，方可疗以筋骨之患。言正骨不可治者，未得其术也。恶于正骨者，不可与言至德之巧。伤不许治者，伤必不治，治之功则微矣。"这一诊疗要诀是"罗氏正骨法"延续至今的特色之一。

"罗氏正骨法"对腰腿痛病的诊疗要诀为："腰者肾之府也，转摇不能，肾将惫矣。腰痛有肾虚，有瘀血，有闪挫，有坠堕，有疾积。脉涩者瘀血，脉缓者湿热，脉大者肾虚。肾虚者痛之不已。瘀血者，日轻夜重者是也。为湿所著者，腰重如石，冷如冰，喜热物烫也。"

这一诊疗要诀是针对临床诊疗中遇到的症候及病症而设。腰痛主要是因一处受损而引起多处受累的横贯性、牵连性的疼痛。这是由腰部及邻近组织生理特点所决定的，这一特点产生决定腰部活动范围之大及它的灵活性。所以腰部及邻近组织的肌肉、韧带、神经、椎间盘、血管等，都易受到不同程度的损伤。因此它不是一种独立的疾病，而是多种因素产生的一种综合征。这种软组织损伤的常见部位，主要有腰肌、棘上韧带、棘间韧带、骶棘肌及腰椎间盘等。但引起坐骨神经向下肢放射性酸、胀痛及麻木感的症状，不一定都是腰椎间盘突出症所致。风寒湿邪侵袭及损伤引起的腰部不适伴骨质增生、严重腰肌损伤、黄韧带增厚、骨瘤、结核、神经根炎、梨状肌损伤，1°以上腰椎滑脱，都能引起下肢放射性的疼痛。以上除黄韧带、骨瘤发病较少外，其余都是常见病、多发病。对于此类病症，多以手法诊疗为主，辅以内外用药疗效满意。

"罗氏正骨法"讲求手法对症使用。根据患者不同的身体条件、年龄阶段等具体情况，分别采用不同的适宜手法，对于不同的病症也有各自相配的治疗方法。在治疗过程中，必须要借"病人之力，用病人之实"，这样治疗起来就会得心应手。手法要轻而有力、重而揉之。使病人的生理结构及功能快速恢复，减少痛苦。

"罗氏正骨法"讲究"天人相应""阴阳相合"。《黄帝内经》中的《四时调神大论篇》论述了人体相对平衡法则，指出疾病发生的根本原因是在于患者阴阳失调。我国传统中医对于人体生理的认识，正是根据这一规律和法则，运用到人体生理学上的。"罗氏正骨法"非常注重这一规律和法则，对于具体病例的诊治均与季节、时辰相结合。罗氏正骨法对于四季如何养身健骨，对于不同年龄的患者如何以恰当的时间治疗等方面，都有独到见解，并在临床实践过程中得以验证。

7. 保护现状

自 2008 年进入国家级非物质文化遗产保护名录以来，"罗氏正骨法"总体保护状况良好。这不仅与保护单位的重视密切相关，也与北京市各级非物质文化遗产保护体系的建立和推动有关。

（1）传承人保护现状

经 2008 年调研发现，"罗氏正骨法"传承队伍稳定，临床执业意志较强，不做宣传，不打广告，患者认可度高，求治者多。"罗氏正骨法"的家族传承分为三个脉络。第六代传人罗金殿、司桂珍，后有子女罗素兰、罗伟、罗勇、罗素霞为一脉系的传承；第六代传人罗金官，后有儿子罗坤、罗翠花、大孙女罗剑为一脉系传承；第六代传人罗金印后有儿子罗震为一脉系传承。按照"罗氏正骨法"第五代传人罗有明认定的传承人名单，在北京市从事于"罗氏正骨法"医疗的工作人员跨三个区 5 个单位共计 13 名传承人员，2008 年其现状如下。

罗有明，女，1904 年（光绪三十年）生人。历经三个朝代的生涯，行医 80 年。治愈了数以万计的骨伤科患者，惠及国内外，人民日报社、光明日报社、中央电视台、北京电视台、河南电视台均有报道，在国内外享有很高的声誉。师从于罗门陈氏，她是"罗氏正骨法"的第五代传人，罗有明中医骨伤科医院法人代表，副主任医师，属朝阳区卫生局。传授"罗氏正骨法"，除对罗氏家族传授外，对国内外办班传授皆有。中国正骨名医。她于 2002 年 7 月因身体条件所限，已退居二线。于 2008 年去世。

罗金殿，男。师从于罗有明，"罗氏正骨法的第六代传人，行医 53年（2008 年统计），治愈了万计的骨伤病人。副主任医师、"罗氏正骨法"教研室主任，主编了以《罗氏正骨法》为代表性的六部教材。他研制了内外用药六种制剂，疗效满意。罗有明中医骨伤科医院主要负责人罗金殿在罗有明中医骨伤科医院行使的岗位内容，是根据罗有明于 1997 年 10 月 15 日经过北京市公证处公证，罗有明给罗金殿的授权书内容工作的。他本科学历，是北京市中医管理局第一批名老中医罗有明学术继承人，北京市非物质文化遗产传统医药类代表性传承人，他已传承到了后代，对两个儿子、两个女儿作了传承工作，传承情况良好。2014 年去世。

罗金官，男。师从于罗有明"罗氏正骨法"的第六代传人。行医52 年（2008 年统计）。大专学历，医师，治愈了万计的骨伤病，受到患者的好评，2008 年调研时在北京朝阳罗有明中医骨伤科医院工作、带徒，主编了《罗氏正骨心法秘诀》。罗金官 2019 年去世，已传承到了后代，一个儿子、一个孙子、孙女跟师传承，传承良好。

罗金印，男。师从于罗有明，"罗氏正骨法"的第六代传人，行医50 年（2008 年统计）。2008 年调研时在广电总局门诊部工作、带徒，治愈了万计的骨伤科病人，受到患者的好评，协编了《罗有明正骨法》。副主任医师。对其后代已做了传承，一个儿子跟诊传承。身体健康，2020 年已退休。

司桂珍，女，77 岁。师从于罗有明，"罗氏正骨法"的第六代传人，行医 42 年（2008 年统计），治愈了万计的骨伤病人，惠及国内 20 多个省市。主治医师。原在北京市朝阳区双桥街红十字骨科医院工作、带徒，传授"罗氏正骨法"。2012 年去世。

罗素兰，女。师从于罗有明，"罗氏正骨法"的第七代传人，北京市中医管理局第一批名老中医罗有明学术继承人，行医 34 年（2008 年统计）。大专学历，现在中国航空中心医院工作，带徒传授"罗氏正骨法"。主任医师。治愈了万计的骨伤病人，受到了本单位及患者的信任和好评。"罗氏正骨法"教研室成员之一，《罗氏正骨法》的第二主编，出版《罗有明正骨医案》并参与多部教材的整理。身体健康。

罗伟，男。师从于罗有明、罗金殿，"罗氏正骨法"的第七代传人，大学学历，行医 28 年（2008 年统计），主治医师。2008 年调研时，在北京朝阳罗有明中医骨伤科医院工作，"罗氏正骨法"教研室成员之一。2020 年去世。

罗勇，男。师从于罗有明、罗金殿，"罗氏正骨法"的第七代传人，大专学历。2008 年调研时，在罗有明中医骨伤科医院工作，医师。行医 14 年（2008 年统计），已能熟练地运用"罗氏正骨法"临床诊治，并受到了患者的好评。"罗氏正骨法"教研室成员之一，整理了以《罗氏正骨法》为代表性的多部教材。身体健康。

罗素霞，女。师从于罗有明、罗金殿，"罗氏正骨法"的第七代传人，中专学历，2008 年调研时，在罗有明中医骨伤科医院工作，主治医师。临床工作，带徒。治愈了万计的骨伤病人，并受到了患者的好评。行医 23 年（2008 年统计），"罗氏正骨法教研室成员之一，《罗氏正骨法》等多部教材的副主编。主编了《罗有明跨世纪庆典文集》一书。身体健康。

罗坤，男。师从于罗有明，"罗氏正骨法"的第七代传人，初中学历，2008 年调研时，在北京市顺义区罗氏坤骨伤科诊所工作，医师。行医 31 年（2008 年统计），运用"罗氏正骨法"为患者治疗受到了好评。身体健康。

罗震，男。师从罗金印，"罗氏正骨法"的第七代传人，大学学历，现在广电总局门诊部工作，医师，行医 10 年（2008 年统计），能熟练地运用"罗氏正骨法"治疗，受到患者的好评。身体健康。

罗翠花，女。师从于罗有明、罗金官，"罗氏正骨法"的第七代传人，中专学历。2008 年调研时，在罗有明中医骨伤科医院工作，无职称，现已认真学习"罗氏正骨法"23 年（2008 年统计），能虚心听从指导老师意见并协助工作。身体健康。

罗剑，女。中专学历，师从于罗金殿，"罗氏正骨法"的第八代传人，在罗有明中医骨伤科医院工作。无职称，学习"罗氏正骨法"已 6 年（2008 年统计）。现在边攻读大专，边跟师临症实践。

2008 年，"罗氏正骨法"13 名传承人员中除 1 人去世、1 名因身体条件所限已离岗位外，其余 11 名传承人员均在岗位工作，已形成了梯队式传承和发展。2008 年，经过调研整理，出版了《双桥正骨老太罗有明》一书。图文并茂，向读者展示了罗氏正骨法杰出传承人的仁心医术。

几年来，在罗氏家族的共同努力下，前后编纂出版了以《罗氏正骨法》等为代表的一系列医学专著、骨伤科教材，产生了很好的社会效益。

现在"罗氏正骨法"的传承工作，不但是第六代传承人的任务，第七代传承人也已进行了传授"罗氏正骨法"的工作。

表 12　"罗氏正骨法" 13 名传承人员（2008 年）现状

代别	姓名	性别	年龄	工作单位	现状
第五代	罗有明	女	104	罗有明中医骨伤科医院	已去世
第六代	罗金殿	男	77	罗有明中医骨伤科医院	在岗及带徒
	罗金官	男	73	罗有明中医骨伤科医院	在岗及带徒
	罗金印	男	68	广电总局门诊部	在岗及带徒
	司桂珍	女	77	双桥街红十字骨科医院	已退休
第七代	罗素兰	女	57	航空总医院	在岗及带徒
	罗伟	男	50	罗有明中医骨伤科医院	在岗工作
	罗勇	男	48	罗有明中医骨伤科医院	在岗工作
	罗素霞	女	46	罗有明中医骨伤科医院	在岗及带徒
	罗坤	男	56	北京市罗氏坤骨伤科门诊所	在岗工作
	罗震	男	32	广电总局门诊部	在岗工作
	罗翠花	女	40	罗有明中医骨伤科医院	在岗工作
第八代	罗剑	女	27	罗有明中医骨伤科医院	在岗工作

（2）项目保护现状

自 2008 年 6 月被认定为国家级非物质文化遗产以来，北京罗有明中医骨伤医院基本落实了《国家级非物质文化遗产代表作申报书》所提出的保护规划，基本完成了"十一五"项目传承保护计划，并开展新的保护工作，主要包括以下几方面工作。

2009 年，加强项目的传承工作，立足本家族，按照本家族传承的医学基础要求，进行临床带教工作。在朝阳区文化馆的帮助下，建立了项目档案，目前正在收集整理完善。

2010 年，组织参加国内外本专业领域的学术交流，推动"罗氏正骨法"医疗特色的研究与发展。参加过一次国内学术交流，一次非遗新闻发布会，并在大会发言，对"罗氏正骨法"起到一定的展示与促进作用。

2011 年，调研罗氏中医药有效方剂与古方的开发工作，已完成化淤止痛胶囊院内制剂的申报资料。此外，研制了膏剂、汤剂和口服中成药剂，临床疗效得到了广大患者的认可和称赞。

此外，本节撰写时部分采用了调研时罗有明医院提供的资料，特此表示感谢。

三、平乐郭氏正骨疗法

1. 项目概要

"平乐郭氏正骨"起源于河南省洛阳市孟津县平乐村，创始人为清乾隆、嘉庆年间郭氏家族第十七代裔孙郭祥泰。其后郭氏几代传人都秉承祖训，致力于中医骨伤医学的发展、创新。中华人民共和国成立之后，"平乐郭氏正骨"以河南省洛阳正骨医院、河南省洛阳正骨研究所为基地，不断发展壮大，传播推广，深圳平乐郭氏正骨是这个传统医学流派的重要分支。

"平乐郭氏正骨"于 2008 年 6 月入选第一批国家级非物质文化遗产扩展名录，保护单位为洛阳正骨医院和深圳平乐骨伤科医院。洛阳正骨医院和深圳平乐骨伤科医院两家医院均为事业单位。郭维淮、郭艳锦 2 人是国家级代表性传承人。省级代表性传承人洛阳正骨医院有郭维淮等 6 人。陈汴生是深圳平乐骨伤科医院的省级非物质文化遗产代表性传承人。

2. 项目所在地区概况

（1）洛阳地区概况

洛阳正骨产生于河南省洛阳市孟津县平乐村，又称为"平乐郭氏正骨"。中华人民共和国成立后"平乐正骨"医院搬迁到洛阳郊区白马寺镇，又称"白马寺正骨"。

洛阳因地处古洛水之阳而得名，位于河南省西部。气候属于温带大陆性季风气候，四季分明。洛阳土地肥沃，气候温暖，物产丰茂，自古被认为是"天下之中"。

洛阳是国务院首批公布的历史文化名城，以洛阳为中心的河洛地区是华夏文明的重要发祥地，中国古代伏羲、女娲、黄帝、唐尧、虞舜、夏禹等神话，多传于此，是中国历史文化名城和七大古都之一。

河南省孟津县平乐村是平乐郭氏正骨的发源地，距洛阳市仅30多千米，地理位置优越，清朝嘉庆元年（1796），"平乐郭氏正骨"就诞生于此地。平乐郭氏正骨医术以其疗法独特、医德清廉的美名盛传后世，距今已有220余年的历史。

（2）深圳地区概况

深圳市地处广东省中南沿海，以平原和台地地形为主。深圳属亚热带海洋性气候，年平均气温22.3℃，最高温度38.7℃，最低温度0.2℃。由于四季节气不很分明，日照时间长，且因临近海洋，大多数时间气候炎热，湿度大，这种特别的地理气候及当地居民的起居生活习惯，往往成为骨伤病患者湿痹症的致病因素。

项目位于深圳罗湖的深圳平乐骨伤科医院，该院已成为深圳及与之相邻的香港、东莞、惠州等地约3 000万人口的骨伤诊疗中心。

3. 历史发展与现状

洛阳正骨创始人是洛阳平乐村郭氏家族第十七代人郭祥泰，郭祥泰乃清乾隆、嘉庆年间人，生卒年月不详。他初学正骨医术有三说。第一说，其授业之师是明末清初的洛阳道士祝尧民，据1946年《洛阳县志·人物（稿）》记载，祝尧民，字巢夫，因伤感明亡，故"弃举业为医"，此人号"薜衣道人"，曾"得仙传疗医，凡诸恶疮，敷药少许即愈，或有断筋折臂者，延治无不效，时人比之华佗"。第二说是授业于河南孟县（今河南孟州市）同姓道人郭益元，郭祥泰后人行医名号为"益元堂"以示感戴，即是证明。第三说是得传于武林高僧，当时有一位擅医骨伤的武林高僧，经平乐村北上，贫病交加，困于平乐，遇郭祥泰好心收留，热情照顾疗疾，病愈离别时，传授正骨医术和医书作为报答。郭祥泰潜心学习所得正骨医术，经过长期实践成为远近闻名的正骨名医。

郭祥泰之后，正骨医术的传授分为两支。一支是郭树楷，世居平乐村中街，人称"南院人和堂"。另一支郭树信世居平乐村北门里，人称"北院益元堂"。抗战爆发后，日寇进逼洛阳，郭氏后裔一部分外迁，他们以行正骨医术为业，支派分生。1930 年，35 岁的第五代传人郭灿若突患重病，当时其子郭维淮不满 1 岁，眼见郭氏正骨后继乏人，他毅然冲破"传男不传女"的封建束缚，将技术传给妻子高云峰。

1952 年，第五代传人高云峰和其子郭维淮将祖传秘方展筋丹、接骨丹公之于世，献给人民。从 1954 年起，高云峰先后当选为伊川县、孟津县和河南省人大代表，全国人大代表，河南省妇联执委，全国妇联执委。1956 年，高云峰应邀到北京参加全国政协二次会议，受到毛主席、周总理的亲切接见。1956 年 9 月，经河南省人民政府决定，在孟津县平乐村建立洛阳专区正骨医院，高云峰任院长。从此高云峰走出家门，她冲破"传男不传女，传本姓不传外姓"的族规，第一次带王新政、张正运两个异姓徒弟，毫无保留地将洛阳正骨医术传给他们。1958 年，国家卫生部、河南省卫生厅决定在洛阳专区正骨医院的基础上建立河南省平乐正骨学院，在全国正式招生，专门培养高层次中医正骨人才，传承洛阳正骨医术。学院从 1958 年建立至 1962 年国家三年自然灾害停办，4 年间共招收 7 个班，培养专科人才 137 名、本科人才 98 名。这些学生分配在 30 个省、市、区，他们大都成为本地区名医、专家、教授和骨伤科骨干。1959年成立河南省洛阳正骨研究所。以后医院和研究所从平乐村搬迁到洛阳市郊区白马寺镇，1994年搬迁到洛阳市区。河南省洛阳正骨医院以传承平乐郭氏正骨为己任，经过几十年的发展，已经成为全国最大的中医骨伤科医院，拥有骨伤科病床800张，职工1100人，是全国骨伤科医师培训基地、河南省中医骨伤工程技术研究中心等机构。

平乐郭氏正骨以河南省洛阳正骨医院、河南省洛阳正骨研究所为基地，使平乐郭氏正骨医术空前发展，以特色鲜明、内涵丰富、理论系统、技术领先而驰名中外。传播方式由族内秘传演变为高校讲授、专家研究、中外交流。平乐郭氏正骨由私人专有技术成为国家财富，是中医骨伤科重要的学术流派之一。

深圳经济特区成立后，随着大规模的开发建设，建筑工地屡屡发生事故，众多骨伤患者急需治疗。1985年7月20日，郑州市骨科医院已退休的业务院长、平乐郭氏正骨第五代传人郭春园，率领弟子和一批业务骨干，在深圳市罗湖区开始筹建深圳平乐骨伤科医院。郭春园带领弟子、学生诊疗了大量患者，在骨伤科医学上有继承，有发展，取得了良好疗效，深圳平乐正骨医术成为平乐郭氏正骨在深圳传承的一个重要分支。

平乐郭氏正骨是重要的骨伤科流派，在业内具有标志性的品牌价值。目前，由于传统失落导致中医文化根基的缺失，社会与文化的变革使中医认知思想边缘化，"平乐郭氏"正日渐式微，有逐渐被边缘化倾向。

表 13　"平乐郭氏正骨"传承谱系

代别	姓名	性别	生卒年	传承方式	居住地	备注
第一代	郭祥泰	男	乾隆嘉庆年间	师传	平乐村	
第二代	郭树楷	男	不详	师传	平乐村	郭祥泰之子
	郭树信	男	1820—1889	师传	平乐村	郭祥泰之侄
第三代	郭鸣岗	男	不详	师传	平乐村	郭树楷之子
	郭贯田	男	不详	师传	平乐村	郭树信之子
第四代	郭登三	男	不详	师传	平乐村	郭贯田之子
	郭聘三	男	1865—1929	师传	平乐村	郭贯田之子
	郭健三	男	不详	师传	平乐村	郭贯田之子
	郭九三	男	不详	师传	平乐村	郭贯田之子
	郭金锡	男	不详	师传	平乐村	郭鸣岗之侄
	郭金成	男	不详	师传	平乐村	郭鸣岗之侄
第五代	郭景轩	男	不详	师传	平乐村	郭登三之子
	郭灿若	男	1895—1950	师传	平乐村	郭聘三之子
	高云峰	女	1906—1976	师传	平乐村	郭灿若之妻
	郭春园	男	1923—2005	师传	郑州、深圳	郭健三之子
	郭景耀	男	不详	师传	不详	郭九三之子
	郭景象	男	不详	师传	不详	郭九三之子
第六代	郭维淮	男	1929—	师传	洛阳	郭灿若之子
	谢雅静	女	1930—2005	师传	洛阳	郭维淮之妻
	王新政	男	1933—	师传	洛阳	高云峰徒弟
	张正运	男	1936—	师传	洛阳	高云峰徒弟
	陈汴生	男	1953—	师传	深圳	郭春园徒弟
第七代	郭艳丝	女	1948—1994	师传	洛阳	郭维淮之女

4. 文化内涵

平乐郭氏正骨起源与道、佛有关，蕴含了丰富的中国传统文化及人文精神，所体现的文化内涵主要有以下三个方面。

秉承祖训，治病救人。平乐郭家几辈人谨守"看病不收钱"的原则，以前在郭家老宅外有一棵大槐树，上面挂着一只大筐。穷人只拿点粮米，富人拿值钱礼物，放在筐里即可；实在没有钱的患者，病好了后留在平乐帮着护理几天病人也可以。平乐郭氏正骨相传两百余年，具有鲜明的"医乃仁术"之理念。

医术精湛，颇具传奇性。光绪二十六年，慈禧太后和光绪皇帝逃避八国联军入侵北京之乱，奔西安途中，一贝勒坠马伤骨，郭贯田应请为之疗伤，治愈后，贝勒为表感谢，劝其为官，他婉言谢绝，贝勒特将郭氏医术上奏，慈禧破例亲书"好好"二字赐他，其还被举荐给皇太后慈安医疗足伤。洛阳正骨治好国民党要员张钫、卫立煌等人疾病之事，在当地和沿陇海地区广泛传播。

洛阳地域文化的象征。洛阳正骨为普通百姓、达官贵人、社会名流、中外国家首脑治病疗伤，形成了大量的民间传说、神奇故事、医患佳话，与龙门石窟、洛阳牡丹、洛阳水席并称为"洛阳四绝"。第六代传人郭维淮是全国著名的中医骨伤科专家，曾为多位中央领导人诊病。荣获卫生行业最高荣誉奖"白求恩奖章"，获得"国医大师"称号。

5. 项目内容

平乐郭氏正骨医术，是我国正骨四大流派之一，经过 200 余年历代传人的实践，平乐郭氏正骨形成了系统的理论和方法，强调整体辨证、手法整复、夹板固定、内外用药、筋骨并重、动静结合和功能锻炼。郭氏接诊病人，首先根据"辨证法"准确探明病人的伤情病况。"辨证法"是对形伤、气滞、形伤兼气滞的诊断之法。郭氏《益元正骨八法》中对此解释为："人体之筋骨受创者，谓之形伤。气之卫运受创而不济者，谓之气滞。"在确定病人伤情病况后，郭氏将治疗分为外治法与内治法。外治法为摸、端、提、接、推、拿、按、摩。内治法体现在伤药或辨证内治。郭氏后人又对"辨证内治"不断进行充实与完善。例如，目前郭氏用药就有包敷、内服、按摩、浸泡等。郭氏用药的理论基础，既源自中原地区民间骨伤医生及郭氏传人的长期诊疗实践，也源自我国古代医家丰富的医学理论和浩繁的医学著述，如《医宗金鉴》《金匮要略》《伤寒论》《医林改错》《脾胃论》等。

洛阳正骨医院将平乐郭氏正骨的理论、手法、药物、深入发掘，概括为治伤三原则、治伤四方法。深圳平乐骨伤科医院将平乐正骨归纳为八法即辨证法、定楔法、压棉法、缚理法、摔置法、砌砖法、托拿法、推按法，巧力四法即提接法、折业法、推转法、撬入法。同时，在临床中继承发展郭氏正骨，改进了十三种郭氏正骨祖传配方，并以推按手法治疗急慢性颈肩腰腿痛症，获得较好的临床效果。

治伤三原则主要是整体辨证、筋骨并重、内外兼治。

整体辨证是指人是一个有机的整体，在伤科与杂症治疗上"人是一个小天地，牵一发而动全身，局部损伤会出现全身症状"，治疗必须分清主次、轻重，然后辨证论治。筋骨并重是指人体筋与骨互为依赖，相互为用。治伤时要筋骨并重，即使单纯的筋伤，从治疗开始也应注意不断维持和发挥骨的支撑和发挥筋的运动作用，只有这样才能加速创伤愈合，收到事半功倍之效。内外兼治是指内外用药。

治伤手法：诊断手法。洛阳正骨的"手摸心会"，借用医者的手，通过触、摸、探，对病情了若指掌，作出正确判断。复位手法，洛阳正骨八法达到了法生于心，法出于手，灵巧变化的较高境界。例如，治疗陈旧性关节脱位用手法活筋、剥离粘连，旋转伸曲、松解挛缩，摆动摇晃、研磨盂臼的一整套整复方法。活筋手法，分清经筋所属，给以循经向远端疏导的手法，配合穴位点按，通经止痛，收到治疗急性伤筋立竿见影的效果。对慢性伤筋采用就近取穴，给以按摩通经活络，配合肢体功能锻炼。在筋伤治疗方面，总结出"点穴按摩法""揉药按摩法""活血理筋法""拍打叩击法""自身练功法"等方法。

固定方法。将骨折的固定概括为"效"（有效）、"便"（轻便和方便）、"短"（时间、物）三要素，固定器具有三代，第一代：竹篾、土白布、黑膏药、砌砖、土坯等；第二代：小夹板固定；第三代：适合全身各部位骨折及不同年龄组骨折病人使用的系列小夹板、超踝夹板、经皮钳夹、鱼嘴钳等。

药物治疗。平乐郭氏正骨祖传秘方和配制方是平乐郭氏正骨医术的重要组成部分。平乐郭氏正骨祖传秘方有内服药和外用药，配方有近二十种，其中内服药方十三种，外用药方四种，这些药方均选用优质名贵中药材配制而成，分别运用于骨伤和骨病的不同时期，有行气、活血、消肿、止痛、补气养血、益肾壮骨之功效。经长期临床使用，证明这些药品能有效促进骨折的愈合，治疗各种骨科疾病见效快、效果好、安全可靠。

洛阳正骨医院提出了"破、活、补"三期用药原则，即"早期祛瘀接骨、中期活血接骨、后期补肾壮骨"的辨证施治原则，使骨折药物治疗有章可循，成为治疗骨折的"法"和"纲"，形成了洛阳正骨传统药物。早期用三七接骨丸，中期用养血止痛丸，后期用加味益气丸。外用药物如活血接骨止痛膏、展筋丹、展筋酊等。

深圳平乐骨伤科医院用于治疗骨伤及骨病的13种内服纯中药制剂，为红桃消肿合剂、归芎养骨合剂、熟地壮骨合剂、熟地强筋合剂、川芎行气洗剂、归芍通络合剂、归原疏筋合剂、黄芪胜湿合剂、葛根祛湿合剂、当归活血合剂、独活除湿合剂、赤芍化瘀合剂、桑生除痹合剂，这些药方均是平乐郭氏正骨医术第五代传人郭春园在祖传正骨中药秘方的基础上改进的配方。这十三种纯中药制剂均选用优质名贵中药材，如冬虫夏草、鹿茸、穿山甲、象牙、象皮等，经深圳平乐骨伤科医院多年临床使用，证明这些药品能有效促进骨折的愈合，治疗各种骨科疾病。

康复锻炼。洛阳正骨强调"动静互补"，非常注重骨伤科病人的功能锻炼，在治疗中一定要贯彻"静中动"，教会患者如何进行功能锻炼，即如何"静"，如何"动"。

推按法。深圳平乐骨伤科医院在临床中秉承郭氏推按手法治疗急慢性颈肩腰腿痛症，亦获得较好的临床效果。凡属气滞形伤，患者初有畏痛斜肩、翘臀、撅胯，时久则成筋僵，脊凝之畏痛姿不能改变等症，均可以采用推、按法。

益元正骨八法提出推、按法，而不提拿、摩二法，先医有注云："推按者为正体、正痛之大法也，拿、摩二法则是荣其筋肌之用，非其之主也。"不理解者误解谓之是推拿、按摩之简称。先医解正体、正痛为主，谓之大法，故称"推按法"，认为荣之筋肌非一日之功，列入导引四自疗法：自捏、自挝、自拿、自摩，不能自操者，均教患者家属日施作之不懈。无筋肌萎软者，古之导引，也是其强健筋肌，强筋则坚骨，久练健身。益元正骨八法原文述及："气血结滞，不通则痛，推按运行，其痛则止。"先医注云："体之不正由痛肿引发，依推法而能立止其痛者，是为其气滞通矣，肿之体必能正。""推按法"是一种重的按摩手法，是皮与肌之深部按摩，为掌之推摩与指之滑按。推按法用来治疗其外形未伤之"气滞痛"，伤力过劳、用力不适、久置不移、用力过猛、力不及物等因发生的气血结滞症和形伤之后期治疗，以及虚滞与痹症等。

平乐推按法治疗作用有四：促使血液循环，是被动使肤与肌、肌与骨之间的运动，有加压泵之作用，强迫血液循环。缓解肌筋痉挛，是展筋止挛之深部按摩，能以疏通其滞，使之筋痉肌挛得其舒展而趋缓解。解除关节嵌顿，是推动筋僵骨节之活动，使筋骨之间清利，关节嵌顿错乱得其按位、顺序复正。软化粘连瘢痕，推动骨节之活动，使之粘连复开，疏通气运血行瘢痕软化，恢复其弹性功能。

简单来说，推按法是治疗自身运动、劳动损伤和外伤未达形伤之各种神经性痛异感觉，肌肉与筋膜、腱膜之功能障碍，以及不用性之肌萎关强。其自身过重、过猛、过劳之操作，所发生之漫肿异感和肿胀之后遗结滞肿痛，均可用推按来作治疗，而且是虚损、病损之痹痛的鉴别诊断方法之一。先医记有"推按辨虚损并痹病"，歌诀曰："喜推喜按为虚损，拒推怕按奇痛牵。虚痹喜推后仍旧，晕肿拒按热痹实。行痹施推痛痹按，湿着积肿忌按推。"所谓"辨"即有鉴别之义，虚损与劳损之别，虚痹与热痹所匠以及风寒湿三痹之症征能否推按施治，甚为详尽。

6. 保护现状

自2008年"平乐郭氏正骨"项目进入国家级非遗保护名录以来，发源地洛阳正骨医院以及传播地深圳平乐骨伤科医院均极为重视支持，总体来看该项目保护状况较良好。

（1）洛阳正骨医院

① 传承人才保护现状。

第一，成立平乐郭氏正骨代表性传承人遴选委员会，制定和建立平乐郭氏正骨代表性传承人推选和管理办法。洛阳正骨医院计划在院内遴选十名中医骨伤科专家为平乐郭氏正骨代表性传承指导老师，选配青年业务骨干为传承人，采取师承方式进行培养。传承教学以理论授课、理论学习、跟师学习、独立临床实践为主。跟师期间，每月进行一次理论授课，导师要为传承人推荐理论学习书籍，传承人每月写一篇跟师学习及读书心得。传承人通过继承工作须达到中医理论功底更加扎实，基本达到指导老师的临床疗效水平，发表相关学术论文一篇，结业时须提交二万字的结业论文等要求。传承人年度考核优秀或者顺利结业者，可优先评聘高一级专业技术职务，并予以表彰，选拔优秀论文，出版优秀传承论文集，并给予奖励。同时设立传承工作专项补助经费，按每年每位指导老师两万元、传承人一万元发放。培养工作具体由医教部、平乐正骨研究室负责，日期从 2011 年 3 月至 2014 年 3 月，在院内运行一年后再在全国平乐郭氏正骨传承人中开展。

第二，与高校联合举办高层次（硕士、博士）平乐郭氏正骨传承班，与河南中医学院联合举办平乐郭氏正骨特色班。洛阳正骨医院与各高校签订联合举办平乐郭氏正骨传承班办学协议；通过与联合培养研究生的高校联合向上级主管部门申报平乐郭氏正骨传承班办学、传承评价认证资格；制定教师与学生的遴选条件、教学计划、管理制度、传承结业评价体系等；组织编写传承班案例教材以及临床操作能力培养方案；成立平乐郭氏正骨传承班传承结业评价专家组，建立传承结合考核评价体系，成绩优异者颁发传承班结业证书。洛阳正骨医院与河南中医学院签订联合举办平乐郭氏正骨特色班的协议，承担河南中医学院骨伤专业后期临床的教学任务，在本科教学任务的基础上增加具有平乐郭氏正骨特色的"骨折""中药""X 线"等科目，在实习期的第一个月，进行打石膏、绑夹板、按摩手法等技能操作培训，考核之后方可进入科室轮转，并进行平乐郭氏正骨专题讲座，对收治病种的病因、发病机制、诊断、治疗等进行讲授；在骨伤专业后期教学中设立导师负责制；并设立平乐郭氏正骨传承基金，对在传承班、特色班案例教学考核和技能操作成绩优异者进行奖励。

第三，注重人才梯队培养。洛阳正骨医院建立科室的时候，考虑到老中青传承队伍的建设，把老、中、青人员搭配分配，使得各科室老中青恰当，促使传承事业的顺利开展。

② 项目保护现状。

第一，目前洛阳正骨医院制订了平乐郭氏正骨传承与保护计划。包括举行"非遗"传承保护系列活动的启动仪式；展示特色手法现场展示活动；专门委派院领导负责平乐正骨的研究工作，加强对平乐郭氏正骨研究室领导；加强平乐郭氏正骨的信息化研究，利用计算机技术进行系统化、数字化的收集、记录、整理、保存工作；启动"影像平乐郭氏正骨"工程，采用录像的形式记录平乐正骨传统手法；整理建院以来洛阳正骨在骨伤骨病治疗方面的新方法、新技术、新特色；建设医院历史文化长廊；在平乐郭氏正骨发源地郭氏老宅建立平乐郭氏正骨博物馆等。

第二，开展保存宣传工作。洛阳正骨医院利用非物质文化遗产日组织义诊，对项目进行宣传，邀请相关专家，召开平乐郭氏正骨传承与保护研讨会；参加国家级、省级中医药展对品牌及传统技艺进行宣传；编辑出版学术专著《平乐正骨》，出版《洛阳正骨志》《高云峰传》《郭维淮传》；编辑出版反映平乐郭氏正骨两百余年发展历史的小说《洛阳正骨传奇》；医院投资拍摄反映平乐郭氏正骨两百余年发展历史的 36 集电视剧《大国医》，同年出版电视剧同名小说《大国医》。

第三，将项目名称进行老字号、商标、域名注册，进行保护。医院于 2010 年 8 月通过第二批国家老字号注册，注册单位为：河南省洛阳正骨医院，注册名称为：平乐正；商标注册有：白马寺正、白马寺骨、平乐正、平乐骨等 8 个商标；医院对医院网站及《大国医》相关内容进行了域名注册。此外，对平乐郭氏正骨的传统药物处方、内外固定器械开发应用以及国家专利也在申请中。

第四，系统整理总结传统平乐正骨理论。洛阳正骨医院成立了郭氏正骨研究室，专门从事对郭氏正骨理论的总结和挖掘。另外，洛阳正骨医院开展名中医——郭维淮学术思想的整理与研究，目前课题已获得国家中医药管理局批准并资助十万元研究资金。

第五，在保持传统疗法的基础上，结合实践，积极创新。洛阳正骨医院发明了洛阳皮瓣疗法，该疗法是皮瓣的一种，连骨带皮，胫骨皮瓣、腓骨皮瓣这两种在学术界合称为洛阳皮瓣，由洛阳正骨医院20世纪80年代初期发明，主要用于股皮缺损、感染性骨髓炎，需要植皮、植骨治疗。该技术应用了将近三十年，应用了四五千例病人，临床疗效较好，减少了伤残率，同时结合一些中医药的治疗，提高了临床疗效，2007年评为中国中西医结合学会一等奖。此外，在坚持传统手法复位的基础上，实现了在X线下的解剖复位，以满足病人的需求。

第六，设立基金奖励科研。洛阳正骨医院拿出来100万设立郭维准学术基金，每年对优秀的科研成果、优秀的创新项目、优秀的人才进行奖励。

第七，设立专门的传统手法科室以保持传承的原汁原味。洛阳正骨医院分科的时候专门设置了传统手法科室。在这些科室不允许做手术，而是应用手法复位、按摩、牵引、熏洗、针灸等传统疗法来治疗某些颈腰痛等疾病。

第七，由文化建设委员会专门协调非物质文化遗产方面的事务。文化建设委员会负责申报非物质文化遗产，发掘整理平乐正骨资料、平乐正骨理论的创新，宣传平乐正骨的中医药文化，宣传医院，申报中华老字号以及商标注册、知识产权保护等。

（2）深圳平乐骨伤科医院

① 传承人才保护现状。

第一，在院内择优评定平乐郭氏正骨学术传承人。通过个人申报、资格审查、演讲答辩，以及各管理小组初评和专家组、评审委员会复审一系列程序，医院选举出了第一批共七名平乐郭氏正骨学术传承人以及十一名传承候选人，同时规定了传承人肩负传播带教、整理、总结、挖掘平乐郭氏正骨学术理论等责任，并现有一定补助以及著书立说、传习带教等机会。

第二，传承人享受一定的物质待遇。深圳市政府给予市级代表性传人每年 4 000—5 000 元的资金扶持，另外广东省政府曾一次性拨付 8 000 余元的资金奖励。

第三，成立广东省深圳市郭春园发展基金会，为骨伤科事业储备优秀人才。该基金会由老院长郭春园发起，于 2008 年 6 月获得广东省民政厅的批准，该基金会属于非公务性质，根据郭春园基金会的宗旨以及章程，自 2006 年以来共资助 11 位贫困大学生，共 40 多万资金，可使受助大学生加深对大医郭春园的了解，刻苦学习，积极向上，立志从事中医骨伤科事业，为骨伤科事业储备了品学兼优的人才。

② 项目保护现状。

第一，成立"平乐郭氏正骨法深圳市保护中心"。2009 年成立保护中心，中心以深圳市文化局副院长陈新亮为领导小组组长，在深圳平乐骨伤科医院设立办公室，负责日常工作。该中心负责研究制订平乐郭氏正骨法的近期、中期、长期保护计划；并指导、监督、检查平乐郭氏正骨法保护措施；推荐、评选、认定郭氏正骨学术传承人；组织协调相关事宜；负责指导开展郭氏正骨医术的传承活动和宣传工作。

第二，制订平乐郭氏正骨法传承与保护三年规划。医院在 2009 年初就制订了 2009—2011 年传承与保护规划。计划第一阶段成立平乐郭氏正骨法传承保护组织，评定一批平乐郭氏正骨医术传承人，成立保护中心。第二阶段成立平乐郭氏正骨研究中心，组织传承人进行诊疗、科研、著书；进行平乐郭氏正骨中药的剂型改革。第三阶段筹集平乐郭氏正骨传承基地，面向社会培养人才。目前，第一、二阶段计划基本达成。

第三，成立平乐郭氏正骨法传承、保护管理委员会。该委员会的成立为进一步保护平乐郭氏正骨法提供组织保障。管理会下设一个专家顾问组和四个管理组，四个管理组分别为骨伤管理组、筋伤管理组、药物管理组、宣传组，每个组都有明确的职责、任务。

第四，积极传承平乐郭氏正骨"医乃仁术"之精神思想。医院除了在技术上对平乐郭氏正骨有传承与发展以外，对该项目所蕴含的精神思想传承也做了大量的工作。比如每年在老院长的忌日都会组织相关的纪念活动，通过回顾郭春园院长的先进事迹，进行座谈、发言、交流、医院人员宣誓，使医务人员更多地了解平乐郭氏正骨的医德内涵，每年院庆的时候都会组织相关的文化活动。

第五，积极开展平乐郭氏正骨法学术交流和专题研究。从 2006 年至今，共开展了相关学术交流三十六次，并申报了多项省市级科研立项，如熟地强筋合剂剂型改革，平乐郭氏正骨法治疗腰椎间盘突出症的临床研究，平乐郭氏手法诊疗颈椎病的规范化研究等。"平乐郭氏合力推按法对腰间盘突出患者 p 物质的影响"项目于 2010 年结题并通过专家鉴定，已报市政府申奖。此外，《平乐推按法》一书已完成编写，正待出版。

第六，在继承传统治疗方法上积极创新。老院长郭春园在延续传统疗法的基础上，吸收骨科领域先进的治疗技术及各种最新的治疗方法，创造了手法整复经皮钢针内固定治疗法。该疗法不开刀、损伤小、疗程短、恢复快，此疗法已成为深圳平乐骨伤科医院治疗四肢骨折的常规方法。

第七，成立传统科室以保持传承的原汁原味。医院设立疼痛康复科和针灸理疗科，均为纯中医治疗骨伤科疾病的专科，采取多种中医治疗手法，如手法推按整复、中药熏蒸、针灸、拔火罐等，治疗各种慢性骨科常见病和多发病疗效显著。

另外，本节撰写中部分采用了调研时洛阳正骨医院、深圳平乐骨伤科医院提供的资料，特此表示感谢。

四、蒙医正骨疗法

1. 项目概要

科尔沁正骨术源自古老的萨满教，由娜仁·阿柏创始，传承至今有两百余年的历史。早期以家族传承为主，传承地主要以科尔沁左翼后旗为中心，向周边地区扩散；后期传承则不分家族与外姓，传承弟子众多，传承地域也较前广泛。

蒙医正骨疗法是 2011 年文化部公布的第三批国家级非物质文化遗产名录中传统医药类扩展项目，属于正骨类别。正骨，也写作"整骨"。保护单位为内蒙古通辽市蒙医整骨医院，国家级的代表性传承人为包金生，相关代表性传承人为胡达来、包金山等。

2. 项目所在地区概况

科尔沁左翼后旗地处内蒙古自治区东南部，位于科尔沁沙地与松辽平原的连接带上，东与吉林接壤，南与辽宁为临，在东经 121°30′—123°43′，北纬 42°40′—43°42′之间，总面积 1.15 万平方千米，这里生活着蒙古、回、满、汉等 11 个民族近 40 万人口，其中蒙古族人口 29 万，占总人口数的 72%。这里是温带大陆性季风气候区，四季分明，自然环境是沙地和草原相间，分布着众多的湖泊。

3. 项目历史发展与现状

萨满教为蒙古民族原始宗教，它综合了占卜、医术、歌曲、舞蹈、幻术、杂技、服饰、工艺、剪纸等诸多因素为一身，伴随着蒙古族形成和壮大的全部历史，并与蒙古族特有的世界观、价值观以及生产生活方式结合在一起，集中地体现了蒙古族草原文化的特色与特征。

科尔沁正骨术源于蒙古族古老的萨满教。在蒙古汗国到明代时期达到鼎盛，明朝中叶开始落没，清代一度濒临消亡，却留存在了科尔沁地区，由科尔沁正骨术的重要传承人娜仁·阿柏存留下来并传承发扬。

蒙古博产生于蒙古原始氏族社会，是蒙古族最早的原始宗教信仰，处于蒙古帝国的国教地位。但是，到了 16 世纪中期，1578 年，蒙古族人阿拉坦汗在阿拉善查布恰勒庙召开会议，宣布喇嘛教为国教，并在西南蒙古各部开始推崇佛教。

1640 年制定的《卫拉特法典》又明确提出蒙古博为非法，要予以杀戮清除。于是，随着喇嘛教的不断发展，蒙古博的势力逐渐由西南向东北退却，从蒙古族的统治中心被赶到了偏远的科尔沁部。

1809 年，以娜仁·阿柏为首的蒙古博，通过了科尔沁图什业图胡硕敖力布仁沁设的"九道关"，又通过了"火攻"，通过了王爷的考验，才得以保存了下来。

娜仁·阿柏是蒙医正骨术的重要传承人，也是科尔沁正骨术的开创鼻祖。200 多年来，借助蒙古萨满这一渠道，娜仁·阿柏将正骨术传承给三个儿子，三个儿子打破了传内不传外的束缚，将正骨术传承到外姓人，最后形成地域特色显明，医学技艺自成体系的科尔沁正骨术。

4. 项目传承谱系

科尔沁正骨术创始人萨满教"渥得根"（女巫医）娜仁·阿柏出生于 1790 年，她师从于科尔沁著名萨满教赫布格泰，系统掌握了蒙古传统医学的精髓。她行医七十年，走遍哲里木、昭乌达、卓索图三盟。她将创立的科尔沁正骨术传给了儿子包达日玛。包达日玛生有三子，长子玛尼、次子玛沙、三子边都，他们兄弟三人从父亲那里继承了科尔沁正骨术，各个技术高超，足迹踏遍科尔沁草原，造福于牧民。他们兄弟三人打破科尔沁正骨术只传族内不传外人的传统，培养了一大批正骨传人。中华人民共和国成立以后，通过师徒相传和学校培养等方式培养了众多科尔沁正骨术传承人。如第四代传人包金山、六月、舍勒扎布、哈日诺海以及后来的海龙、包哈木、海英、胡达来、包占宏、包斯琴、双山、陶乐、白音宝力高、呼日乐、何龙等，形成了一个传承谱系完整、医学手段自成体系的延绵两百余年的传承链。

5. 文化内涵

科尔沁正骨术历史悠久，具有鲜明的民族特征，是现代科学与文化融合、理论与实践相结合的，具有不可多得的经济与社会价值的一种正骨治疗术。

科尔沁正骨术源自古老的萨满教，经过了科尔沁人民山林狩猎文化、草原文化、半农半牧文化的漫长千年历史，蕴含着历代蒙古人朴素的人文精神和文化创造力，是蒙古族医学重要的组成部分之一。

蒙医正骨术以喷酒整复与白酒按摩、外固定与功能锻炼为统一整体，治疗体现了稳定与活动相结合、局部与全身兼顾、愈合与功能并重的整体观，以及肢体与全身归一、脏腑与气管一体、躯体与功能统一、人与自然合一的治疗观，以手法巧妙、外固定自然与神奇的喷酒按摩术融合为一体，形成具有独特蒙古人文精神的正骨疗法。

6. 项目内容

娜仁·阿柏创立的科尔沁正骨术，以"视伤肢功能、听骨擦音、问创伤经过、观疼痛情况、摸肢体变化"等骨伤诊疗方法，为后人所继承和发展。在两百余年的传承中不断得以充实和完善，突出了正骨疗伤功能和技术，宗教神秘色彩逐步淡化。目前，这一古老的医术广泛用于临床，造福于当代。

科尔沁正骨术是一种具有蒙古族特色的骨伤治疗方法，它以蒙医药理论为指导，以手法复位、夹板固定为主，辅以按摩、药物、饮食、功能锻炼，其精髓可分为："三诊""六则""九结合"。

三诊，即望、问、切。望即眼看，指观察病人的一切现象，确定受伤部位和受伤轻重，观察病人的年龄、姿态、表情、伤肢肿胀、成角、弯曲、倾斜、旋转、缩短、高突、凹陷等畸形状况；问即索求本源、截其裂变，指询问病因、症状、时间等病史，同时心中想季节、想多发病、想症状，做到心中有数；切即手摸，指通过轻巧的手法检查伤处的肿胀、畸形等形态的改变，如疼痛、软硬、麻木、温凉、波动摩擦等感觉的异常和伤肢功能障碍、借关节活动等功能变异，骨擦音、凹凸等异常情况，做到手摸心会。

六则即正骨原则，分别为手法复位、夹板固定、按摩疗法、对症下药、饮食调理、功能锻炼六则。其中又以前三项最具特色，手法复位是因势利导、以力对力的功能适应的正骨技术，分为适放患肢、拽撑牵拉、摇摆扭压、抖提压推、挤挣分骨、折顶回触、拢挤捏拿、钩拉提压、挺压掌推、捻滚按揉等十种手法。在正骨传统治疗中，往往会使用"打断错位骨折重新接"或"嘴嘬碎骨重复位"等独特的方法。夹板固定是根据肢体的生理特点、骨折部位和类型而选用4—8块长短不一、宽窄各异、又干又轻的柳木和松木制作的夹板固定器，固定伤肢部位。按摩疗法是正骨者单手或双手根据不同部位的骨折选用相应的巧妙手法按摩达到治疗目的疗法，按摩时辅以用嘴向伤患处喷酒。

九结合即现代科尔沁正骨术治疗的技巧，指医生与患者相结合，"三诊"与X片相结合，形与神结合，意与气结合，喷酒与手法相结合，局部与整体相结合，内因与外因相结合，固定与锻炼相结合，主动与被动相结合。

科尔沁正骨术主要以手法治疗骨伤，但也使用一些辅助器械和药品，在正骨材料的选择方面亦有独到之处。夹板：用柳、松木制成各种夹板以固定伤肢，具有良好的弹性，能够适应肢体肌肉舒缩变化。

可调支撑板：是有调整角度的木板，放在患者伤脚下面。砂袋：用白布缝制的各种形状的袋子，里面装上本地特有的细砂，具有固定骨折，吸去血、协日热、脉热、骨热和镇痛作用。木槌：也有铁制或石制的，用以重新打开畸形愈合的骨折。木枕：有各种形状的木枕，主要用以矫正骨伤部位。药酒：用的是高度烈性白酒，用鹿骨等药材泡制，主要是按摩时起镇痛消炎作用。特别是在患处喷酒后，既能使紧张挛缩的肌肉舒展，又能使松弛乏力的肌肉增加张力，以维持屈伸肌组之间的平衡，有利于骨折愈合。骨伤药："旭日图乌日勒"等蒙药。白布：用于肋骨骨折的复位和固定。青铜镜：在脏腑穴位处按摩，可解毒，增强赫依血循环。圆形银镊：在骨折处和瘀血部位进行按摩，有解毒、改善赫依气血运行之功。铜针：在疼痛部位的有关穴位处有规律地敲打按摩，可增强赫依血循环，恢复感觉。蛇蛋花石：开放性骨折时在伤处按压可止血、镇痛。垫：应柔韧并能维持一定的形状，有一定的支持能力，能散热。一般用兔毛、羔绒、鞣皮、纸、毡、纱布等做成。缚带：夹板两端和中间进行捆绑。绷带：包裹夹板用。

7. 保护现状

（1）传承人保护现状

胡达来、包金山两位代表性传承人已经培养了大批的传承人，现在的传承方式已经不仅仅在家族内部。但是有些传承人没有执业医师证，他们的正骨技术掌握扎实，但不能单独治疗病人，这对蒙医正骨术的广泛传承和传播影响很大。

（2）项目保护现状

1962 年，经科尔沁左翼后旗人民政府批准，旗人民医院设置骨科门诊，聘用科尔沁正骨术传人朝贵到骨科门诊工作。1973 年 10 月，经科尔沁左翼后旗人民政府批准，人事与卫生行政部门对本旗民间科尔沁正骨医生进行全面考核，考试合格者予以录用，同时成立了蒙医研究所及骨科门诊。1976 年 5 月蒙医和骨科合并成立科尔沁左翼后旗蒙医整骨医院，即现在的通辽市蒙医整骨医院。大部分科尔沁正骨术传人在此工作。2006 年成立了科尔沁左翼后旗非物质文化遗产保护工程领导小组，将科尔沁正骨术列为本地重点保护内容。2007 年科尔沁正骨术被列为自治区级非物质文化遗产保护名录，胡达来、包金山被列为自治区级非物质文化遗产科尔沁正骨术代表性传承人。

通辽市蒙医整骨医院目前的发展态势良好，正在进行医院的扩建工程。医院对项目的实物资料进行收集、整理和建档。接骨药"旭日图乌日勒"已经注册使用。自治区政府已经出台相关政策保证蒙医正骨医院的研究经费，蒙医正骨医院也制定了蒙医正骨术传承人选拔制度以及师承教育制度。下一步计划进行"蒙医正骨"的商标注册，开发研究夹板的新产品。

蒙医正骨项目是一个以家族传承为主的非物质文化遗产项目，通辽市蒙医整骨医院虽然作为该项目的保护单位，但代表性传承人面临退休退岗的问题。代表性传承人退休退岗后可以在其他地方任职并且带徒，这就造成了传承人与保护单位的分离。

另外，本节撰写时部分采用了调研时蒙医整骨医院提供的资料，特此表示感谢。

第五节　中医药文化

同仁堂中医药文化

1. 项目概要

"同仁堂中医药文化"是 2006 年 5 月国务院公布的国家第一批非

物质文化遗产保护名录项目，是首批列入国家级的 9 个项目之一。北京同仁堂始建于 1669 年（清康熙八年），为乐显扬晚年所建，至今已历经 350 多年。同仁堂中医药文化蕴含着丰富的传统文化及人文精神，其传承脉络清晰，是传统医药文化传承至今并不断发展的典型实例。同仁堂供奉御药近 200 年，使其又具有宫廷用药的文化特色。虽然同仁堂已是我国久负盛名的中药老字号，是我国中医药文化的一面旗帜，但同仁堂原有的传统中药炮制技术和制药特色面临生存发展的困境，传统制药方法受到束缚，独特技术面临流失的风险，传统配本难以合理利用，面临传统文化发展的障碍。

2. 项目所在地区概况

同仁堂乐氏祖籍浙江宁波，于明朝永乐年间迁都之际由宁波迁到北京。自乐家进京至中华人民共和国成立时，共有十三代传人经营同仁堂。目前同仁堂已成为中国大型中药制药企业集团，集团总部所在地位于北京市东城区（原为崇文区）。

3. 历史发展与现状

明朝永乐年间，铃医乐良才从宁波来到北京，开创了京城的乐氏一脉。乐氏四世乐显扬于清初成为清太医院吏目。北京同仁堂始建于 1669 年，为乐显扬晚年所建。同仁堂店名为乐显扬亲自拟订，他认为"同仁二字可以命堂名，吾喜其公而雅，需志之"，表达了乐显扬"可以养生，可以济世者，唯医药为最"的信仰。乐氏五世乐凤鸣于 1706 年在北京前门外大栅栏路南开设同仁堂药铺。1723 年，雍正皇帝钦命同仁堂供奉御药房用药，历经八代皇帝一八八年，直至民国。从乐家进京至中华人民共和国成立时，共有十三代传人经营同仁堂。中华人民共和国成立前，北京同仁堂是京城著名的中药老字号，以药品质量好、诚信经营而闻名。同仁堂所制中成药，除乐氏家传秘方和民间验方外，还有清宫秘方，其中牛黄清心丸、再造丸、大活络丹、苏合香丸、紫雪丹、安宫牛黄丸、女金丹等十大名药誉满中外，经世不衰。

今天，同仁堂已成为我国大型中药企业集团，拥有境内外 2 家上市公司及若干个子公司，截至 2010 年底，同仁堂已在海内外开设中医门诊和中药零售终端 1 439 家。其中在 16 个国家和地区开办了 47 家同仁堂药店（含中医馆），产品出口至 50 多个国家和地区。

目前，受近现代西方文化影响及药品监督和注册审批政策的变化，同仁堂传统中成药的药名、处方、炮制方法等都发生了很大变化。历史上《同仁堂传统配本》均由同仁堂乐氏家族所掌握，对外严格保密。公私合营后，国家规定各中药店不准私自生产中成药，均由北京市药材公司统一配方、统一生产、统一供应。最后经过专家审核，同仁堂传统配方中有虎骨酒、牛黄清心丸、安宫牛黄丸、局方至宝丹、紫雪散、乌鸡白凤丸等被纳入保留品种，未纳入保留品种的则一概停用。[①] 目前同仁堂不少配方因进不了国家药典，传统配本及一些宫廷用药技术和工艺只好尘封在档案中。此外，受濒危野生动植物中药材资源和使用限制的影响，一些同仁堂传统的名优中成药面临停产局面。

4. 传承谱系

（1）同仁堂乐氏代表人物

乐良才，祖籍浙江省宁波府慈水镇，世代以行医卖药为生。明永乐年间，乐良才举家迁入京城，被乐氏家族称为"京城乐氏家族第一世"。

乐显扬，同仁堂创立者。早年曾是清太医院高级医官——吏目，报着"可以养生，可以济世者，唯医药为最"的信仰，于 1669 年创立同仁堂，并亲自拟订堂名"同仁"。他认为"古方无不效之理，因修合未工，品味不正，故不能应症耳"，因此，毕生致力方药，精研

---

① 金世元. 药道致成——我的中药情结七十年［M］. 北京：中国中医药出版社，2010：15.

修合之道，成为同仁堂的肇始之祖。

乐凤鸣，1688年接办同仁堂。1702年，将同仁堂从自家迁入前门外大栅栏（今同仁堂药店所在地）。他精通医药，刻意精求丸散膏丹及各类剂型配方，用五年时间，于1706年完成了《乐氏世代祖传丸散膏丹下料配方》。在该书序言中提出："遵《肘后》、辨产地，炮制虽繁必不敢省人工，品味虽贵必不敢减物力"，为同仁堂建立起严格的选方、用药、配比及工艺规范，博得清宫青睐，1723年，雍正皇帝钦定供清宫御药房用药，并由此延续了188年。

乐平泉，乐氏第十代传人，是同仁堂历经九十年衰落后的中兴人物。乐平泉接办同仁堂后，为振兴同仁堂在管理上采取了很多措施。同时，研制药物百余种，极大地丰富了同仁堂品种资源的同时，也使同仁堂的影响从京城扩展至全国。

（2）同仁堂乐氏历代传人谱系

此谱系仅限于从北京乐氏第一世到1954年同仁堂公私合营时的第十三世。

表14　同仁堂乐氏历代传人谱系

代别	姓名	生卒年
第一代	乐良才	不详
第二代	乐廷松	不详
第三代	乐怀玉	不详
第四代	乐显扬	？—1688
第五代	乐凤翔	不详
	乐凤仪	不详
	乐凤鸣	不详
	乐凤岐	不详

代别	姓名	生卒年
第六代	乐好善	不详
	乐至善	不详
	乐　书	不详
	乐　礼	不详
第七代	乐毓英	不详
	乐毓华	不详
	乐毓芝	不详
	乐毓麒	不详
	乐毓麟	不详
	乐毓秀	不详
	乐以正	不详
	乐以中	不详
第八代	乐振基	不详
	乐开基	不详
	乐起龙	不详
	乐　咸	不详
	乐　韶	不详
	乐　兴	不详
第九代	乐　纯	不详
	乐　均	不详
	乐颐年	不详
	乐延年	不详
	乐有年	不详
	乐嵩年	不详
	乐彭年	不详
	乐百祥	不详
	乐百龄	不详

代别	姓名	生卒年
第十代	乐　淑	不详
	乐平泉	1810—1880
	乐定元	不详
	乐　茂	不详
第十一代	乐孟繁	不详
	乐仲繁	不详
	乐淑繁	不详
	乐季繁	不详
第十二代	乐达康	不详
	乐达庄	不详
	乐达芝	不详
	乐永西	不详
	乐东屏	不详
	乐敬宇	不详
	乐顺慕	不详
	乐达仁	？—1947
	乐达义	不详
	乐达明	不详
	乐达德	不详
第十三代	乐佑申	不详
	乐西元	不详
	乐笃周	1894—1979
	乐义卿	不详
	乐　夔	不详
	乐　洪	不详

传统医药非物质文化遗产保护理论与实践

代别	姓名	生卒年
第十三代	乐　浮	不详
	乐　让	不详
	乐朴荪	不详
	乐元可	不详
	乐孝先	不详
	乐崇光	不详
	乐崇祥	不详
	乐崇熙	不详
	乐崇琪	不详
	乐铁庵	不详
	乐绍虞	1900—1953
	乐剑秋	不详
	乐　钊	不详
	乐　琪	不详
	乐松生	1908—1968
	乐肇基	1902—1972
	乐　凯	不详

（3）同仁堂的当代传承

1954年公私合营以后，同仁堂的传统制药技术和经营理念主要由在同仁堂工作的技术人员和管理人员传承至今。目前同仁堂有四位国家级代表性传承人，即金霭英、关庆维、芦广荣、田瑞华，一位市级代表性传承人即赵小刚和三位区级代表性传承人，即殷顺海、梅群、陆建国。芦广荣作为细贵中药材传统鉴别技术的国家级传承人，自1989年至2010年共带徒弟十五人，赵小刚即是其徒弟中的佼佼者，现亦带徒弟五人。关庆维虽为家传中医，但其现在培养的四位后继人才均为家族外成员。金霭英带徒一人。

表15　2011年调研同仁堂传承人现状

姓名	年龄	性别	单位与职务、职称
金霭英	70岁	女	中国北京同仁堂（集团）有限责任公司 文化传承中心名誉主任、教授级高级工程师
关庆维	51岁	男	中国北京同仁堂（集团）有限责任公司 文化传承中心专家、主任中医师（内聘）
芦广荣	74岁	女	中国北京同仁堂（集团）有限责任公司 文化传承中心专家、副主任中药师
田瑞华	51岁	男	中国北京同仁堂（集团）有限责任公司 总工程师、高级工程师
赵小刚	52岁	男	北京同仁堂科技发展股份有限公司 沙河库副经理、主管中药师
殷顺海	57岁	男	中国北京同仁堂（集团）有限责任公司 董事长兼党委书记、高级经济师
梅　群	55岁	男	中国北京同仁堂（集团）有限责任公司 总经理、副主任中药师（内聘）
陆建国	53岁	男	中国北京同仁堂（集团）有限责任公司 党委副书记兼工会主席、高级政工师

5. 文化内涵

同仁堂中医药文化蕴含了东方传统文化及人文精神，它既是中华中医药文化精华的浓缩，也是传统中医药文化仍然被广泛应用的实例。同仁堂古训和"修合无人见，存心有天知"的自律精神是对制药行业最具文化特色的表述。

同仁堂中医药文化的内涵主要体现在以下几方面：首先是其始终如一的价值观，即在创建之初1669年乐显扬提出的"可以养生，可以济人者，惟医药为最"；其次是同仁堂传承至今的生命力源自其传统配本的创造力，并不断整理优化传统配本；再次是在供御药中形成的以生命担保药品的意识和责任，以疗效为核心的质量文化；最后是"质量第一、诚信经营"已成为职工的思维方式和行为准则。

同仁堂中医药文化的基本特征体现在：第一，继承传统中医药理论基础和中医药文化精华，生产经营和使用中成药，至清末有文字记载的中成药近五百种，"以医带药"的发展模式传承至今；第二，供奉御药使同仁堂中医药文化独具特色，结合宫廷制药最严格的质量标准和监控方法，在数百年的实践中形成了同仁堂特有的药品疗效和诚信经营；第三，有责任心强、身怀绝技的职工队伍；第四，保护同仁堂的信誉和知识产权。

同仁堂中医药文化的内涵是企业生存的行为准则，同仁堂的经营者始终将同仁堂的核心竞争力定位在同仁堂中医药文化上，并把传承弘扬同仁堂中医药文化作为经营者的责任。

6. 项目内容

同仁堂中医药文化传承至今将同仁堂的中药炮制技术、传统制剂方法与中国清朝宫廷用药标准有机融合，形成富有同仁堂特色的传统配本、中药传统炮制技术、中药传统制剂方法以及对供奉清宫用药"质量和诚信至上"的担保形式、传统经营方式等以及相关的实物和产品。

（1）富有同仁堂特色的传统配本

包括《同仁堂虔修诸门应症丸散膏丹总目》（简称同仁堂药目）和《乐氏世代祖传丸散膏丹下料配方》（简称同仁堂传统配本），乐家同仁堂历史上共进行了三次系统制定、修订同仁堂传统配本：一是清康熙丙戌年（1706）乐五世——乐凤鸣（字梧冈）先生制定《同仁堂传统配本》，收载中成药十五个门类三百余种药品；二是乾隆甲申年（1764）前后乐七世乐以中修订《同仁堂传统配本》，收载中成药十五个门类400多种药品；三是同治八年（1870）前后乐十世乐平泉先生再次修订《同仁堂传统配本》，收载中成药十六个门类近五百种药品，增加了瘟疫门。《同仁堂传统配本》由乐家经营者主管，其中记载药品处方、剂型、简要制法，"秘而不授人者也"；而《同仁堂药目》记载同仁堂药品的功能主治，广为散发，供患者"诸君子详阅取用焉"。

（2）中药传统炮制技术

"同仁堂药目序"（1706）记载了乐尊育先生、乐凤鸣先生对中药材炮制的精辟论述。清宫御药房命令同仁堂"一切炮制……不得草率"。同仁堂的炮制特点：一是有过硬的真伪鉴别技术。老药工以毕生的经验练成鉴别中药材、细料药（野山参、麝香、牛黄等）的绝技，同仁堂至今继承了这一优良传统。二是药材精选和洁净。精选是采用十三种不同方法去掉杂质和非药用部位，如去芯、去皮、去毛、去芦、去核等，同仁堂所用中药材有清洗的传统，不仅根茎类中药，就是小至菟丝子均要清洗后入药。三是炮制技术。对中药材进行炮制的目的，一是引药归经，二是减毒增效。同仁堂有系统的中药炮制工艺和技术，其中火炙如炒、煨、煅等有二十多种，水制、水火制、制曲等数十种技术和方法。对于毒性药材，炮制的方法、辅料和时间均有特殊要求。对于滋补药蒸制讲究辅料、火候和均匀。至今同仁堂前处理工序二十个，有五十多种药材炮制方法。1959 年 9 月，同仁堂有炮制经验的老药工将历年由老师傅口传心授、历史延续下来的炮制方法进行了综合整理，撰写了《同仁堂中药炮制方法》，共总结了二百五十六种常用中药材的同仁堂炮制方法。1993 年又由在同仁堂从事中药调剂、制药、炮制工作共五十多年的李荣福副主任药师总结整理同仁堂的实践经验，撰写了《同仁堂中药炮制方法（续补本）》，共介绍了一百一十种中药材的炮制方法。

（3）中药传统制剂方法

同仁堂在中药丸剂——蜜丸、小蜜丸、水蜜丸、水丸和散剂、酒剂、膏剂等十余种传统剂型的生产方面具有明显的技术优势。由于同仁堂药的疗效显著，1723 年同仁堂首次接到圣旨，在众多京城的药铺中得到了独家承办官药的准奏。同仁堂供奉清宫用药，代制丸散膏丹的一百八十八年间，从清宫太医院医生、官员、监制、验收药品过程中学习了宫廷制药技术、标准和规则，并将其大量融入了同仁堂的制药技术和药品质量管理。1955 年国家轻工业部医药工业管理局编写的《中药成药配制经验介绍》前言中所述"本书内容包括中药材的炮制、粉碎和成药的配制、干燥、包装及原料与成药的保管、储藏等方面的方法和经验，这些方法和经验基本上是根据北京同仁堂的传统方法编写的"，由此可见同仁堂制药标准实际上已成为业内的事实标准。

（4）对供奉清宫用药"质量和诚信至上"的担保形式

在供奉清宫用药期间，同仁堂派出"药商"专门负责承办与御药房之间送交所需中药材、饮片和中成药。从乾隆年间到民国时期共有八名世袭"药商"，均由同仁堂铺东和铺伙四人联名出具"保结书"呈钦命督理崇文门商税事务衙门和御药房审定，如有差错，将承担"杀头之罪"。这种特殊的质量责任，形成了同仁堂从中药材原料购进到制作加工全工序一系列的质量标准、操作规范和质量验收程序。1970 年前后，在故宫封存了百余年的同仁堂"大活络丹"，打开内包装发现，药丸仍然滋润、有香味。由此验证了同仁堂非同寻常的药品质量。同仁堂供奉清宫御药的经营模式"钦定先交药后领银"。制药所选药材按当时崇文门商税事务衙门物价计价并钦定，一般药价不变；如药价变动，须"奏请药价按时价加增"准后方可执行。送药费用一律按日记账，领银手续十分严格。这些规定和程序定格难变，从而形成了同仁堂"诚信至上"的经营模式，流传于百姓中的信誉就是同仁堂的药品"货真价实"。

（5）"坐堂医""前店后厂"等传统经营方式

同仁堂药店历史上设有专岗为患者"问病买药"和加工制作丸、散、膏、丹等传统制剂，这一传统传承至今。后来又专门开设了中医馆，请知名中医坐诊，在医馆诊病，到柜台抓药形成了药店一大特色。同仁堂历史上采用"前店后厂"的经营模式，"前店"指北京前门外大栅栏路南开设的同仁堂药店，"后厂"指东城区西打磨厂 46 号即同仁堂生产制作中成药的场所（1950—2001 年改为北京同仁堂制药厂厂址）。

（6）"同仁堂中医药文化"相关的实物和产品

有关同仁堂的历史文献。包括故宫第一档案馆清太医院档案中有关同仁堂供奉清宫用药的历史记录；《同仁堂虔修诸门应症丸散膏丹总目》（记载药品名称、功能、主治）和《乐氏世代祖传丸散膏丹下料配方》（记载药品处方、炮制脚注及简要制法），共三个版本；《同仁堂中药炮制方法》及其续补本，记载了三百多种中药材的炮制方法；《中药成药配制经验介绍》（1955 年轻工业部医药工业管理局编），重点介绍了同仁堂制药厂配制成药（四十四种）的操作方法。

相关的炮制和制药器具，如研药钵、炼蜜罐、药戥子、手工撮药板等。

同仁堂医药结合的历史见证：同仁堂针灸铜人。

同仁堂十大王牌药品：安宫牛黄丸、牛黄清心丸、大活络丹、紫雪散、局方至宝丹、女金丹、参茸卫生丸、苏合香丸、虎骨酒、再造丸。

7. 保护现状

自 2006 年进入国家级非遗保护名录以来，"同仁堂中医药文化"项目总体保护状况良好。一方面与保护单位的重视与支持密切相关，另一方面也与北京四级非物质文化遗产保护体系的建立和推动工作有关。

（1）传承人保护现状

同仁堂中医药文化传承，不仅建立了传承梯队，而且对各级传承人制定了不同的奖励政策，并创新了传承方式。

同仁堂集团从 2002 年起实施金字塔人才工程，目前职工"金字塔"人才工程已经发展为塔顶、塔中和塔底三个层次，涵盖"同仁堂中医药大师""同仁堂专家""优秀中青年人才""优秀店堂经理""首席技师""首席职工"和"原学历大学本科以上人才"等七大类人才。

传承分为三个层次：第一个层次是各级传承人的师承教育，即同仁堂国家级、市级和区级三级代表性传承人带徒传承；第二个层次是特技传承师的师承教育（包括中药鉴定、中药炮制、中药制剂等方面）；第三个层次是同仁堂教育学院组织的有关同仁堂中医药文化的培训。每年由教育学院对集团新入职员工和相关人员进行同仁堂文化、品牌保护、中药炮制技术、中药制剂技术、中药鉴定及中医药基础理论的相关知识培训。

同仁堂采取了面授、实操、授课、课题研究等传承方式，并定期考核传承项目的传承效果。考核分传统技艺型传承和课题项目型传承，传统技艺型传承进行理论考试和综合能力测试（论文答辩和实际操作鉴定）；"课题项目"型传承，在课题结题时对完成的课题报告组织专家或相关人员进行技术成果鉴定，达到师徒协议的目标。此外，对于传承人和徒弟均制定了相应的激励或资助政策。北京同仁堂特技传承师每人给予一次性奖励 1 万元，并在带徒期间享受津贴，津贴基数为 400 元/月，即带一名徒弟每月津贴 400 元，每增带一名徒弟，每月增加津贴 100 元，每月津贴最高为 700 元。还为传承人提供了时间、资金、场所等必要条件。如科技公司为芦广荣提供教室，用于芦老每周教学。被传承人出徒后，推荐为首席职工候选人，按董事会授权工会组织规定的民主程序进行评选。当选首席职工后，享受首席职工待遇。

（2）项目保护现状

自 2006 年被认定为国家级非物质文化遗产以来，同仁堂集团不仅基本落实了《国家级非物质文化遗产代表作申报书》所提出的保护规划，而且又开展新的保护工作。主要包括以下几方面工作。

第一，做好研究、建档等基础保存工作。包括以故宫第一档案馆所藏清宫御药房档案中记载的同仁堂历史内容为主，系统整理和完善了同仁堂的历史；对同仁堂传统炮制方法进行研究，并对其予以合理保留并应用；对同仁堂传统制剂方法按剂型进行分类、整理、研究；对《乐氏世代祖传丸散膏丹下料配方》即《同仁堂传统配本》和《同仁堂药目》进行了深入的研究，选取经典配方予以保护等。

第二，做好传承和传播等保护弘扬工作。包括以传统的"师带徒"方式传承同仁堂文化和制药特点。传统中药由于生产的个别工序还采用手工生产或半机械化生产如中药材真伪鉴别技术、中药炮制的"火候"掌握等，目前还没有更为科学准确的质量标准和检验方法，有经验的技术工人以"师带徒"的方法传授知识和技能成为传统中药技术得以延续的重要方式。随着管理水平的提高，同仁堂的"师带徒"也日趋规范化，通过签订协议，明确传授技艺的内容、时间、标准、考核等内容，这种培养人才方式在同仁堂代代相传，沿袭至今。还制订了人才规划和相关奖励和资助制度，从同仁堂制药技术和经营理念两个方面加强对同仁堂中医药文化传承人的保护。收集整理同仁堂历史上的文物，2007 年 4 月 9 日同仁堂博物馆建成开业。四年来，共接待国内外来宾三百多批次、5 万余人的参观、学习。同仁堂博物馆先后被纳入"北京市中小学资源大课堂""崇文区青少年中医药文化教育基地"；并被北京市中医管理局列入"北京市首批中医药文化宣传教育基地"。同仁堂积极参加相关宣传活动，如参加在成都举办的国家非遗展、北京市中医药文化节和东城区非遗大展等活动，展示同仁堂中医药文化。此外，制作相关书籍和音像制品，广泛宣传同仁堂文化，书籍如《同仁堂博物馆画册》、《国宝同仁堂》，音像制品如《大清药王》、《戊子风雪同仁堂》，以及同仁堂海外宣传片及股份、科技、商业公司、同仁堂老店的宣传片等。2010年起，同仁堂集团参与东城区"国家中医药发展综合改革试验区"建设。2011年开始陆续开展孔子学院的海外巡讲，宣传同仁堂中医药文化。

第三，2010年10月，同仁堂集团成立"文化传承中心"，专门负责同仁堂中医药非物质文化遗产保护以及与国家汉办孔子学院的合作项目。组建和管理同仁堂中医药专家队伍和讲师团队伍，赴海外宣讲，定期和孔子学院总部召开专题会议沟通交流，推动中医药文化走向世界。

另外，本节撰写中部分采用了调研时同仁堂集团提供的资料，特此表示感谢。

第五章　传统医药非物质
文化遗产案例访谈精粹

第一节　生命与疾病认知

一、"中医生命与疾病认知"代表性传承人曹洪欣访谈

访谈背景：2006 年，"中医对生命与疾病认知"项目进入国家级首批非物质文化遗产名录项目。该项目的产生来源于非物质文化遗产关于人们对世界的认识与实践活动的理解。通过对代表性传承人曹洪欣的访谈，使人们站在传统文化大背景下重新审视"中医生命与疾病认知"项目的深刻内涵，了解该项目在中医学术传承中的核心地位与重要作用。访谈时间为 2011 年 5 月 10 日，访谈地址为中国中医科学院大白楼。

1. 生命疾病认知内涵与价值定位

中医生命与疾病认知方法涉及文化和医学结合的关键点。中医学是医学，但同时具有深厚的中华文化底蕴，在认识生命和疾病的实践活动中成为中华民族优秀文化的重要载体。这种认识从历史发展来看，曾经受《易经》的影响，受儒、释、道不同哲学思想的影响，同时，也受历朝王道文化、王道精神的影响。中医的特色体现在对人的

认识上，如天人合一，把人作为自然界的一部分；从人和社会来看，把人作为社会的一部分；从精神和形体来看，把人作为精神和形体不可分割的一部分，是局部和整体的关系。对生命与疾病的这种认识，包括中医"司外揣内"的诊疗模式，体现在阴阳失衡、脏腑失调、邪正盛衰等方面，都是中医文化的组成部分。中医把中华文化与人体的生命与疾病现象结合起来，形成了具有特色的中医学。这种认知是中医理论与实践的核心，因为它对中医理论的形成、对中医实践均具有指导意义，是中医学的核心部分。

中医的科学价值，"我认为就是中医理论与实践的先进性"。中医理论与实践先进性前提，是中医对生命现象的认识和对疾病诊疗方法的把握。先进性体现于对健康的认识，如"治未病""未病先防""养生""上工治未病"等，养生是在健康基础上，提高人们的生命质量。"既病防变"，中医注重早期控制疾病发展。"见肝之病，知肝传脾，当先实脾"是对"既病防变"的体现。"中医的阴阳五行已有几千年历史，它把阴阳五行和人体的生命疾病现象有机地结合起来，已经超越了一般哲学意义上的阴阳五行以及矛盾对立面的概念，也就是物化了的阴阳五行，具有很高的科学价值。"中医学几千年不衰依靠的是对生命的认识和对疾病的把握；中医通过对生命现象的认识来把握健康和疾病状态。"这种文化理念和医学取向，是中医理论和临床实践核心，有着不可估量的社会价值与经济价值。"

2. **生命疾病认知在实践中运用实例**

拿冠心病的治疗来举例。冠心病是冠状动脉的痉挛狭窄，不能满足心脏供血供氧需求，患者早期出现心绞痛等症状，动脉狭窄之后，逐渐出现心肌梗死而死亡。从西医角度治疗，当采取扩冠、溶栓方法。如果按照一般中医思维，动脉狭窄了就会采取活血化瘀。"实际上，传统中医思维模式下对冠心病的认识是很深刻的。"首先要根据疼痛的不同来分辨与哪些脏腑相关，与哪一类的病邪相关。是心胆同病、心脾同病、心肺同病，还是心肾同病，这是讲不同脏腑的。"根据病邪性质加以区分的话，又可以是痰浊、瘀血、气虚、阳虚，有这些不同；再按照中医理论体系整体认识它，就不是单纯的狭窄了就活血化瘀，不是冠心病就活血化瘀，而是用完整的中医对生命和疾病认知的方法分类的。"诊断可以结合实验室检查的结果，可以用心电图，也可以使用造影。但是，中医的诊断与治疗，要根据患者疼痛不同特点、舌脉诊察，尤其是对患者精神、神经状况进行全面分析判断后来综合确定。"比方说，他是属于阳虚血瘀、痰浊阻滞，那么我们就补阳、活血、化痰。经过治疗后，这个狭窄逐渐变好了；我们再辨证一看，没有阳虚了，那可能还气虚；痰浊也没多少了，最后他的心绞痛也没有了，狭窄也没有了，疼痛也改善了。要是年龄大了，我们再单纯地补气。"这就是中医理论的整体性与完整性。

又如心肌炎。病毒性心肌炎主要是由柯萨奇病毒侵犯胃肠道之后产生的一种免疫反应，造成了心肌损伤、心肌缺血和心律失常，最后影响了心脏功能。西医常规治疗首先要抗病毒。肠道的病毒为什么会影响到心脏呢？柯萨奇病毒侵犯人体时，首见腹泻、发烧等临床症状，过十天左右开始出现心脏不适。中医早期治疗并不是单纯治心脏，首先治疗的是胃肠，也就是治脾。湿邪伤脾，我们就健脾祛湿、清热解毒，腹泻、发烧这些症状就能控制，不会引发心脏病。但是，治疗不当影响到心脏，出现心慌气短、胸闷、胸前区疼痛时，中医理论认为是气陷。所谓"大气下陷"，"患者扎不了领带，穿不了高领衣服，一穿高领衣服觉得喘不过气来"。虽然是病毒导致的，但是中医治疗却是补气。通过研究发现，补气抑制了病毒在体内的繁殖，阻断了病毒的繁殖就避免了向心肌病发展。这个过程如果按西医思路就应该清热解毒、活血，改善心脏心律。中医、西医是完全不同的两种认识和治疗体系。

3. 生命疾病认知方法是中医诊疗关键

中医看病关键在于疗效。疗效好靠的就是中医思维。中医思维来自对生命与疾病的认知方法。"为什么大家担心好的中医没有了？主要是现在的医生对于生命和疾病认知方法、核心理论把握得少了，因此很难形成中医思维。""中医的思维靠什么？就靠如何把握中医生命和疾病的认知方法。"

中医治疗并非是西医检查是病毒就抗病毒、检查是细菌就抗菌治疗。中医不单能看好病，而且有一套完整的思维体系解释其原理。通过科学研究发现，中医理论的整体性思维比任何一种单纯方法、一种技术要科学有效。现代中医对西医诊断不能完全排除，老百姓都知道得了冠心病，心电图波形可能会有改变、可能会有冠状动脉狭窄等，所以诊断还是要和现代科技相结合，但关键是在诊断之后，对疾病的认识与理解上要用中医的思维。生命与疾病认知方法是中医的诊疗核心，恰恰人们没认识到其重要性。

中医有如下三个特征，第一个特征是中医的有效性和科学性。曹洪欣说，"我有近 30 年的行医经历，诊疗了 20 多万患者"，证明中医确实有效。中医能治很多病，内科、外科、妇科、儿科疾病治疗得当，能有良效。"我姑娘 20 多岁，没打过针，点滴没点过，肌肉针都没注射过，发烧 40 ℃，就是用中药；脸上长疙瘩，三副中药就下去了。"中医的科学性，体现在对生命疾病认知方法到今天还能有效地指导临床实践；实践又能升华理论，并不断地完善理论，这就是它的科学性。

第二个特征是中医的人文性。中医讲人文，所谓人文，"大医精诚"，"医乃仁术"，"不为良相便为良医"，体现了深厚的文化内涵。医学领域的人文性，实则体现了医生和病人是互为一体的。患者把生命交给了医生，医生把治病救人作为一种神圣的职业来做。这是医生行为的最高境界，也是中医的优势。

第三个特征是中医的艺术性。人文性体现了中医深厚的文化底蕴，艺术性也是一种文化品位。中医看病，望闻问切，形成有机的整体，逻辑思维和悟性思维有机结合，形成了一个辩证逻辑思维。逻辑思维是科学思维，但是单纯逻辑思维是解决不了人的疾病问题的，因此还要有悟性思维。中医把逻辑思维和悟性思维结合在一起，体现出其艺术性。人是活态的，看病要讲艺术，处方也讲艺术，诊病的整个过程，都体现了中医的思维过程。

4. 生命疾病认知保护的思考与建议

中医的核心理论和现代科学是不一样的，现代科学讲实证，中医重视的是整体。这个整体是由不同部位构成、又相互联系的有机整体。阴阳五行学说、藏象学说、病因病机学说、五运六气学说等中医理论都是原创思想。这个原创特点体现了形、神结合，体现了人与自然结合。这些理念很难固定在一个点上，常常是多个点的交融，强调的是系统整体。因此，对中医的保护，应该落实到保护它的理论与文化范畴。中医保护的重点是保护它的核心理念和核心价值，保护就是保护原创性，坚持理论的完整性。中医的主体性指的是理论体系的核心主体性，核心主体性不能分散，如中医讲形神统一，体现在五脏中就是五脏藏五神。"从现代医学来讲，五脏怎么会藏五神，但是在临床上基于这种思维治疗疾病确实有效，因为有效，我们就要保护中医的原创思维，保护它的核心主体，进而保护它的完整性。"

保护，首先应该传承，在实践中传承中医系统性理论。如甘肃省提出"西医学中医，中医学经典"的看法。中医经典从理论整体性把握中医的核心内涵，是历代理论精华的一个浓缩。"我13岁学中医，14岁就开始背汤头歌，《药性赋》《濒湖脉诀》都学，之后是《医宗金鉴》，博士毕业后，我感觉才刚刚入门。"培养中医思维，学习中医经典著作，背诵理解其中的理论内涵，并在临床实践中运用体会，在实践中传承尤其重要。"现在需要什么样的中医？需要能够体现中医理论指导、把握生命和疾病发展规律的中医。""这样我们中医才能够发挥自身的优势特色，如果失去这个，就不好说了。""所以，什么叫好中医？我不主张说'纯中医'，也不主张说'真中医'，好像别人都是假的。"好中医应该具有深厚中华文化底蕴；能够形成在中医理论指导下的养生、保健、诊疗等中医思维，这也正是保护传承的主要内容。

保护应该采取一些措施和模式，提高对中医理论的学习与认识。如果中医院校学生80%都能系统地掌握中医理论的核心内涵，能够用中医理论有效地指导实践，那么这种保护的目标我们就更明确、更集中。但在系统掌握中医理论这个问题上，还有很多薄弱环节。"现在，连老师都不会用中医理论看病，如何教学生？"因此，保护的前提是进一步加强继承核心理论、核心内涵，并在此基础上来有效地指导临床实践，真正能够达到医生和患者共同享受中医这样一种境界，才能发展中医。

这个项目启动后，从政府主管部门到中医科学院，都采取了相应措施，但还没有完全形成行业共识。曹洪欣说，"保护并非是不让人知道，保护的目的是为了传播、更好地发展，是为了让更多人享受中医。保护传承主体是中医，中医在传承中要注意保持其完整与整体性。""作为传承人，承担着对项目保护、传承的艰巨任务。今后要进一步完善凝练中医的生命与疾病认知方法的框架、核心内容、保护措施、传承方法，通过不同层次的学术碰撞，加大核心关键问题的研讨和推广，尽其所能，保护好、传承好这个项目。"

二、中医生命与疾病认知保护单位管理者柳长华访谈

访谈背景：2006 年，"中医生命与疾病认知"项目进入国家级的首批非物质文化遗产名录体系中。项目申报与保护单位是中国医史文献研究所，2011 年 5 月 20 日，在中国中医科学院大白楼 6 层对管理者进行了访谈。

1. 生命与疾病认知定位及保护现状

保护是一个被动概念，是一种被动行为。中医对生命与疾病认知，2006 年作为第一批国家非物质文化遗产保护项目进入国家级名录。这是国家一个非常有代表性的认知项目。除了技艺以外的项目，认知项目在整个国家级保护名录里非常突出。中医的生命与疾病认知是整个中医发生、发展和生存的灵魂。"关于这个问题，联合国教科文组织的官员这样解释，我感觉非常好。即'保护信仰比保护生物的环境以及生物的多样性更有意义，但同时也更加困难'"。中医或者其他传统医学被关注的不应该仅仅是技艺，而更应该关注其核心的生命与疾病认知观念。中医医院不姓"中"及中医西化现象的出现，来自中医队伍里对中医生命与疾病认知的不足和偏移。"这些年，人们对学术研究的浮躁导致了研究表面化、程式化的东西太多，在传统医药领域对生命与疾病认知传统的研究越来越少。"当前，"中医保护面临着巨大的阻力，很多人认为中医是一种伪科学，因此保护的必要性尤为突出，但保护同时也面临着来自社会多方面的压力。"

2. 生命与疾病认知保护建议与措施

构建保护清单。保护清单可以先从医方做起，作为非物质文化遗产，真正有核心价值的是制方的思想与理念。每个处方都体现了一种核心思想和理念，是最有价值的部分，是真正的非物质文化遗产，率

先从处方保护做起是实现保护的一个有效途径。如同仁堂中医药文化项目，应该把传统配本、炮制工艺、一些相关的传统技艺作为同仁堂中医药文化项目清单，视为同仁堂需要保护的具体明细。传统医药同时面临着与国际交流与合作，作为非物质文化遗产保护，其背后面临着的是巨大的国家和民族利益。因此，保护清单的建设刻不容缓，非物质文化遗产保护清单的重要性亦在此。

建立传统医药自己的标准。将传统医药纳入非物质文化遗产保护框架下加以审视，在该框架下建立的标准则应该属于传统标准，而不应该是现代标准。传统医药界应该建立自己传统的标准。如同仁堂过去有自己的标准，把自己的标准建立起来，这是一种传承保护的措施与方法，这种保护具体而有效。

保护中医中药资源。当国家政府把保护非物质文化遗产作为提升国家软实力的高度来认识的时候，尚涉及中药的资源保护等问题。如国内的野生甘草，被国外的一些企业高价收购。老百姓就去采挖这种野生甘草，野生甘草的资源面临着枯竭和破坏，影响中医药的整体发展与可持续发展大计。"国家的资源保护水平与发达国家相比较是不平衡的。现状就是优质药材都让外国人用了，劣质药材才是中国人用"，这个问题很突出。

3. 传承人存在的问题及对策建议

柳长华说，"如'诊法'项目的保护单位在基础理论研究所，传承人邓铁涛先生在广州中医药大学。如何创建一个好的保护模式，搭建传承人与保护单位之间更加密切的关系，切实发挥传承人的主动保护作用是一个很重要的问题"。同时，作为保护单位，更应该在主动积极地开展保护工作的同时，对项目传承人赋予一种责任感、使命感、荣誉感以及自豪感，这是项目传承发展的关键。

该项目国家级代表性传承人有路志正、曹洪欣、王绵之、颜德馨、吴咸中、陈可冀。"除了曹洪欣以外，代表性传承人年事已高。根据项目传承保护需求，作为传承人，在全国范围内，应该有一支更大的队伍来承担传承任务。""我觉得像这样一个大项目，而且又这么重要，应该是有一个传承队伍的，传承队伍也应该是高层次的传承队伍，能够代表国家。"遴选代表性传承人，应该根据文化部要求，根据自愿的原则，由国家政府相关部门组织，发布通知，有目标地遴选，充实到代表性传承人队伍中来。"我觉得应该去关注不同阶层的代表性传承人，如科研机构、高校、医院、民间医生均要关注。"

三、甘孜州藏医项目管理者及代表性传承人邓都、降拥四郎访谈

访谈背景：2006 年 5 月，"甘孜州南派藏医药"进入首批国家级非物质文化遗产保护名录。保护单位为甘孜州藏医院，国家级代表性传承人为唐卡·昂翁降措、格桑尼玛。2010 年 8 月 4 日对甘孜州藏医院进行了访谈。

1. 关于藏医药的保护与管理

邓都说，甘孜州藏医院是南派藏医药的申报单位。实际就项目而言是全州一起负责，资源是共享的。甘孜州藏医药的资源比县城相对好一些；但是，德格、白玉、石渠这些地方，藏医药的积淀也很丰富。尤其是德格，离甘孜州有 580 多千米，是南派藏医的发源地。历史上曾经出了很多有名的藏医学家，他们著书立说，除了南派北派以外，还形成了不少分支，也有代表性著作。但整体上，主要还是分为南派、北派两大分支。该地区 78% 是以藏族为主，康定市也有 70% 左右。除了泸定、九龙、康定、丹巴这四个县汉族多一点之外，甘孜州主要还是以藏族为主；九龙县汉族、藏族、彝族各占约三分之一。

南派藏医药的管理单位也是甘孜州藏医院。甘孜州藏医院的收入

与本地区其他医院相比较还是可以的，"年收入有七百万到八百万元吧"；但与其他州相比，还是比较少的。我们藏医院编制是七十个人，医院是差额拨款，整个藏区的藏医院，除了甘孜州医院以外，都是全额拨款。四川是中医药大省，与其他地区相比较而言，四川对藏医药的重视程度还是不够。

目前，甘孜南派藏医药作为边远地区的国家级项目，有两位国家级代表性传承人，一位已经过世了，另一位身体还好。保护单位和代表性传承人保持着密切联系，并开展了相关保护传承工作。培养出的传承人徒弟，国家级有四个，四川省级有十二个。目前，正在积极准备申报项目，设计一个小型博物馆以展示南派藏医药的历史脉络；关于南派藏医学术传承方面，还是比较满意的，固有的东西可以保持下去，并具备一定的知名度。此外，藏医院计划首先对保密性强、有技术优势的项目优先研发，作为非物质文化遗产来保护传承，"这些是能够填补技术空白的，在学术界能够站稳脚跟的项目"。

2. 藏医药南派与北派的不同

邓都说，这是两个完全不同的理论体系。首先对药物的认识不同，对配方的认识也不同。我们藏药对很多毒性药物的减毒技艺，中医是肯定看不到的。众所周知的"佐塔"配制工艺很先进，是藏医的一个特色。"藏医药最大的特色就是炼制，具有比较巧妙的减毒技术和细致的炼制过程，最后变成一种灵丹妙药。"服用这种药后有病的可以治病，无病的可以保健、强身健体。

南派与北派的区别主要有几个方面。第一，南派与北派创始人出生地点不一样。南派创始人出生的地方海拔相对较低，属于气候比较热的地方，属于藏区的热带地区；北派创始人诞生地是海拔相对高的地方，气候比较寒冷，由此形成了他们对药物原材料在辨认、配制以及对疾病治疗各方面认识的不同，具有各自特点。《四部医典》如中医的《黄帝内经》，作为藏医学生学习、继承必不可少的重要教材，全部以古文撰写，至今已经有 1300 多年历史。后人对《四部医典》内容理解方面有不同的解释，南派跟北派的注释不同，观点不一致的地方也比较多，这也是一个重要方面。由于他们对《四部医典》理解认识的不同，注解亦不同，故而形成不同的派系。总的来说，南北派在理论上有不同见解。第二，就是药物上的不同辨认，不同配制。第三，治疗的不同。由于患者所处环境的不同，产生了不同的治疗方法。

像药物的原材料方面和药物的配制方面，"如有一种药叫三十五味沉香丸，南派多加两种药，北派要多加三种药，其中可能只有一种是一样的，其他的都不一同；或者是两三种完全都不一样"。

3. "佐塔"炼制的历史渊源

邓都说，现代整理"佐塔"的人是南派的措如·才朗，他是原西藏藏医学院的院长。考察"佐塔"炼制的源头，应该是从康区的甘孜州传到西藏的。之前编撰藏医临床札记的一位杰出藏医学家贡珠·云丹嘉措，他曾经在甘孜州的新龙县进行过一次规模较大的"佐塔"炼制，从 1878 年开始炼制"佐塔"，到现在已经有 100 多年的历史。"当时，他在新龙县炼制好'佐塔'以后，第十三世达赖喇嘛就准备邀请他到拉萨炼制'佐塔'，后来达赖喇嘛圆寂以后，就没有人关注这件事了。"这件事情记载于贡珠·云丹嘉措的传记里，"我也亲眼看到过。说明一个事实，就是当时在西藏拉萨，会炼制'佐塔'的藏医学家只有他一个"。达赖喇嘛圆寂之后，后来贡珠·云丹嘉措的弟子来到西藏将技艺传承了下来，这位弟子就是措如·才朗教授。

"最有名的是七十味珍珠丸。"七十味珍珠丸也是产生于康巴地区。是南派藏医的创始人宿喀·娘尼多吉研制出来的，是他的经验秘方，已经传承有 500 多年的历史，现在仍在使用，而且具有很好的临床疗效。这个药中也有"佐塔"。藏医药中凡是有贵重细料之类的药品的，制作中都含有"佐塔"。

4. 关于配置重要药物时喇嘛念经问题的讨论

根据邓都介绍，炼制重要药物时作为医院，时下是没有念经，但在市面上还是有人来念经的。降拥四郎补充说，1988年，道孚县的八美镇甘孜州卫校曾做过一次"佐塔"，"还有念经的形式，全村的妇女都被赶到河对岸去，不准靠近操作地，请了当地的寺庙喇嘛念了几天经，这是一种加持"，是甘孜州第一次做"佐塔"。

强文社认为，像七十味珍珠丸应该是加持过的。但是不是光明正大地把喇嘛请过来，尽管这是一个必需的仪式，"但作为藏医院是国家单位，出面搞这个事情，影响不好，但是还用其他途径进行加持，念经。""以前寺庙里念几天几夜，连续念一周经的情况也有，经常来看病的藏民，也了解这些情况。"

5. 藏医药的传统师徒传承模式

邓都说，我的父亲是藏医生，以前在德格县藏医院工作，也是享受国务院特殊津贴的，不过现在已经去世五年多了，跟唐卡老师是师兄弟。在改革开放初期，我们这里招募了五百名老中医生、藏医生，到国家的医疗单位去工作，当时德格县找了五名，其中有唐卡老师，还有我的父亲，这五名当中，现在剩下的只有一个，其他四个已经去世了。

1959年，德格成立第一个藏医诊所，唐卡老师就是当时五个藏医之一。他是从寺庙学医的，但他不是活佛，也不是僧人，就是所谓的民间医生。他行医时间最长。唐卡老师擅长临床诊断治疗疾病，临床经验非常丰富。唐卡老师以前在德格，后来调过来卫校当老师。"我们是1981年就开始跟着唐卡老师学医的"，1986年甘孜州藏医院开始门诊，1991年来到甘孜藏医院，一直到2009年唐卡老师去世。"我们把唐卡老师擅长的几个病种申请了国家中医药管理局的三个专科，一个风湿病，一个脾胃病，还有一个糖尿病"，这三个专科也是对唐卡老师学术经验的继承。

　　格桑尼玛老师与唐卡老师比较，格桑尼玛老师擅长于制剂，配制药物。格桑尼玛是一位喇嘛，也是一位活佛。过去人们要想接受教育，一般得到寺庙去，不属于僧侣的话，条件资历就不够，这样一来，大多数藏医药专家，95%都是僧侣，不是僧侣属于一般俗人是相当少的。比如甘孜南派藏药的重要代表人物之一司都·确吉迥列，是一个大活佛，他的主要弟子，一个叫扎西，他不是僧侣，在藏医药的学生中是独一无二的、唯一的一个俗人。格桑尼玛老师的弟子是杨宝寿，也是国家级的继承人。"杨老师与格桑尼玛老师学过'佐塔'炼制，最近一次做是 2008 年。""现如今尼玛老师也八十了。"在传承方面，我们也做了一些工作，像院里的制剂有 165 个。其中老专家的配方，"无私献给单位的就有十几个，这些我们都在用"。

　　关于藏医的传承，现在的弟子都是科班出身，接受的都是学院式的教育。过去藏医，世世代代在寺庙里传承学习行医，这种传统的师承方式，出现了很多大师级的医学人物。以前的教育是师带徒，现在的是大学院校教育，像青海、西藏这些地方成立了藏医学院，而且培养博士生和硕士生。四川，除了成都中医药大学以外，藏医药大学院校少，这里只有中专。1983 年在甘孜州卫校办了一个藏医班。甘孜藏医院也是 1983 年开始建院，1986 年开始门诊的。

　　作为唐卡老师跟格桑尼玛老师的传承弟子，"我们心里很自豪，也非常愿意做这件事"。"但比如说像尼玛老师，他回寺庙的时候，我由于要上班工作，时间上安排不过来，所以很少回寺庙。在寺庙里学习的环境和我们平时所处的不一样，很清静，各方面都有好处。又如老师们关于佛教和天文历算都很好，而我们作为继承人在这方面还不行，因为天文方面的东西很复杂。"

6. 藏医药诊疗特色

藏医药诊疗很强调尿诊，现在我们临床医生也经常用。医生必须要看尿诊，我们附近的一些患者，也希望医生用尿诊来诊断，早上就会把晨尿拿来，即使是患者不到医院来，医生也可以根据尿诊得到判断。尿诊在藏医中就像中医的望闻问切一样，算是望诊中的一个，也是每个藏医生必须具备的一种能力。

第二节　炮制技术

一、"中药炮制技艺"代表性传承人金世元访谈

访谈背景：2006 年，"中药炮制技艺"成功进入第一批国家级传统医药非物质文化遗产保护名录。2010 年 5 月 25 日，对金世元先生进行了访谈。

1. 中药炮制兼备理论与实践智慧

传统炮制技术遵一理而法万千，这种传统技术因不同地域、不同流派、不同传承人，炮制技艺会有所差别。辅料的使用也不完全相同。传统中药的炮制加工是几千年以来各个不同地域的人们对药材运用于临床实践的经验总结和智慧结晶，是一笔不可替代的宝贵财富。中国地大物博，物产十分丰富，地域之间每有不同的物候现象和不同的人文风俗，形成了依附于当地风俗的传统炮制。

金世元认为炮制这门技术，既有理论，也有实践，但还是以实践为主，以操作技术为传承的核心，"中药炮制兼备理论与实践智慧"。他举例说，如清代张仲岩的《修事指南》记载"麸炒"的炮制理论，认为"麸炒"可以去除其"燥性"。现代实验研究证明，去燥性实则

即是去掉挥发油，临床中服用去掉挥发油后的药物就不会出现令人烦躁的现象。这便是炮制的作用与原理。

中药炮制是制作成药的一个重要环节。加工炮制不仅能够使中药减毒增效、扩大主治功能、提高疗效；通过炮制环节还能够改变中药药性，而且使一味药用于多种疾病的治疗。金世元举例说，如天南星是一种辛温药，主要具有散风化痰之功用。在天南星中加牛、羊胆汁加以混合后，做出来的药叫胆南星。胆南星不是辛温药物了，而是苦凉药物，专门用于清热退烧，治疗小儿高热引起的惊厥、抽风等，至宝丹以及至宝锭中都含有胆南星。此外，炮制还有一些只可意会，不可言传的类似绝技的内容，这些绝技需要在实践中领悟获得。"传统炮制技艺讲究眼看、手摸、鼻闻、口尝，一气呵成，如烫山甲、烫阿胶珠等"，因而，加工炮制成为我国具有自主知识产权的保护内容，我国对炮制技艺严格保密，避免外传流失。

2. 制药不能脱离饮片厂

金世元说，中医看病通过望闻问切进行四诊合参，诊断后就要给出处方进行治疗。而中医临床诊病处方遣药离不开两大块，就是熬制成汤剂的饮片与加工制作成丸散膏丹的中成药。其中，加工炮制是制作成药与饮片的一道必要工序，加工炮制起到药物入口治病的一个重要桥梁与纽带作用，而饮片厂应该是加工炮制的基地。事实上，"根据我的走访与了解，北京五十几家饮片厂，自己加工炮制生产饮片的只有两三家，其他饮片厂都停工了"。市场上的这些饮片都是从哪里来的呢？都是从药材市场买来的。药材市场什么药材都有，80%的药材，如蒸、炒、炙、煅药材来自农民手里。《药典》要求，白术要麸炒，元胡索要醋制，这只是一个炮制的基本要求，其他还有配料配比等重要的具体操作问题。就中成药与饮片而言，中成药的制作问题可能会更多，"现在的药厂有将炮制的环节省去而直接就制成丸药的"。如

"不炮制当归、白芍，整货作为原料药使用"，这又是制药存在的一大问题。又如山茱萸用黄酒制，30%黄酒，一百斤配比三十斤黄酒，"市场上有不放黄酒而用糖水代替的"。山茱萸是一种果实的皮，经糖水浸泡后就胀起来了，肉很厚。但经黄酒炮制的与糖水浸泡的不一样，经黄酒炮制的分为两层，一层是水，一层是糖。金世元说"制药脱离饮片厂不行啊"。在制药厂有些甚至连技术人员都不能掌握的技术，农民哪里能够掌握？

3. 炮制创新要在传统炮制基础上下功夫

传统炮制主要是手工炮制，炮制环境恶劣。凡是涉及炒药的环节，炒药锅不能放置在屋子里，很呛人，没有办法。如"炒干姜、炮姜，将姜放锅里的时候，马上就出来黄烟，呛鼻子，流眼泪"，技术员还要把它炒成炭，需要的时间更长。技术员做完这个工序后连出汗都变成黑色的。在院子里炒，夏天更热冬天则更凉，炮制环境需要改善。"炮制创新首先就要针对炮制的实际情况进行选题，能够解决实际问题而进行创新。"面对临床用药量的增加，而传统炮制量相对较少的问题，需要对传统炮制器具加以改进，以适应日益增长的需求。炮制器具的现代机械化是发展趋势，"切药得机械化，炒药也得机械化"。但"发展创新必须从质量上要有保证"。创新不离宗。中药运用的关键在于质量，产量增高，质量要有保证才行。所以，研究炮制"应该从基础上予以重视"。一部分研究人员需要专门研究炮制的现代化机械问题，如切药机、炮制机、滚筒、圆盘或者是煅药、马弗炉等；还要进一步研究用这些机械炒药得多少温度才合适，煅药煅到什么程度才合适，这样的研究是对传统炮制的延续与发展，既保证了药物质量，又提升了数量。

4. 实践是人才培养的重要途径

随着学院教育的不断改进与发展，炮制课程的设置有不断减少的趋势。中药炮制，在中医药大学里过去是 120 节课，现在大概削减到约 60 节课了。中药鉴定，过去 200 多节课，现在大概也就 150 多节了。相对于中药炮制而言，学生们更加重视中药化学的学习。中药炮制课程变得可有可无，成了一个"样子"。重要的问题是学生虽然学习中药，但"连中药也不认识"，谈何化学分析！毕业生"首先应该考实践，不考实践不行"。学习中药的，就应该首先到药材市场去学习，到外省去采购药材，并上山采药；搞炮制专业的，就要亲自去炒药，炮制、精选都得掌握。"现在学生毕业以后饮片厂都不去，因为既苦又累；再加之待遇低，大学生毕业后都搞科研了。"中药炮制技艺的传承，系统人才培养尤为重要。炮制无论归属于国家中医药管理局管，还是国家食品药品监督管理总局管，都需要从人才培养的根本上加以管理。

二、"中药炮制技艺"代表性传承人王孝涛访谈

访谈背景：2006 年，"中药炮制技艺"成功进入第一批国家级传统医药非物质文化遗产保护名录。2011 年 4 月 18 下午，调研组一行在中国中医科学院中药研究所对王孝涛进行了访谈。

1. 对中药炮制的定位与理解

王孝涛说，第一代中医学院教授认为炮制应该归生药学，药材学科。而我是研究道地药材的，炮制由于承载了重要的制药技术，应该归中药制剂学科。中药制剂学是研究剂型的，如中药剂型、丸散膏丹的制法、给药途径、针剂等。"炮制属于制药问题，属于制药范畴。"中药制药一般包括采制制备药材、制备优质饮片、制剂三部分，这三个部分均属于制药技术。制药技术按照工序来说，第一要挑拣，又叫净制，也叫净选，去掉非药用部分；第二要切制，如根茎类药物的切

片；第三道是加工。炮制的核心理念是去毒增效。第一是去毒，第二是增效。实际是指炮制后使药物安全有效。回顾历史，自从人们用中药治病后，炮制便在临床用药中产生了。《神农本草经》把炮制称为"采造、生熟"；《雷公炮制论》称之为"修事、炮炙"；此外，还见于一些临床类著作，如《金匮玉函经》称之为"炮制"；《备急千金要方》称之为"合和"；《伤寒总病论》称之为"修治"；《普济本事方》称之为"治药"。在中医古籍中，如本草文献、内科古籍文献以及一些医案中记载了大量的临方炮制技术，并在历史发展中，形成炮制专著，如《修事指南》《本草蒙鉴》《雷公炮制论》等，"中药炮制技艺是我国最具有原创性、最具有自主知识产权的知识"。

2. 道地药材、中药材种植与炮制现状

道地药材是指在一定自然条件、生态环境的地域内所产的药材，较其他地域所产同种药材品质佳、疗效好。《神农本草经》记载曰："土地所出、真伪新陈，并各有法。"强调区分产地，讲究道地的重要性。古今医家临证处方时，多重视使用道地药材。如在处方中常见"川贝母""上党参"等字样，前面的"川"以及"上党"均指地域。王孝涛说，过去的"四大怀药""浙八味"以及"川附子"等，均是道地药材，广为人们所熟知。由于道地药材产量低，不能满足临床实际需求，中药种植成为趋势。但"种植得按照中医道地药材规范来种植，不能乱种"。地域的选择很重要。其次，种植存在的主要问题是没有长久计划，往往是"多了砍，少了赶"。比如某个品种资源今年没有了，那就快速提价，以价格来指导种植，致使种植完全市场化。"价格提上去后，药材产量多于实际需求，最后不得不便宜卖掉，有的甚至连根、种子都挖掉了，非常可惜，不利于种植的长久发展。"

针对炮制，王孝涛认为炮制处于"历史长，总数多，技术杂，同一饮片有多种炮制方法，处于传习少这样一个状态"。如制半夏，源起早，历史长。最早见于出土文献《五十二病方》,《黄帝内经》里也有"制半夏"的记载。此外，需要炮制的药材总数多，品种也多，仅常用的就有四百余种，都需要制成饮片才能药用。从规格方面来看，有一千两百个规格。"如大黄，就有好多规格。有酒制的、酒炒的、酒炖的，有清灵片、有大黄炭等五六个规格，规格很多。再加上全国技术不统一，如蒸熟地，北方用罐炖加酒；南方是笼蒸、桶蒸，有的加酒，有的不加酒；有的用黄酒，四川则用白酒。"炮制总体呈现"技术杂""传技少"的局面。

3."炮制技艺"保护现状及对策建议

炮制人才匮乏。过去由于学科建设，传统的炮制受到冲击。比如"八五"期间炮制的科研立项是零,"九五"期间也未能立项。六百多人的研究队伍因为没有科研任务，分别转业或者是下海做生意。炮制队伍，过去基本上是工人出身，目前处于"人去技绝"的局面。根据王永炎院士调查可知，优秀的炮制人才队伍目前不到五十个人，变成了"熊猫队"。近几年虽有较大转变，但情况还是令人担忧。一方面，年轻人不愿意到饮片厂工作；另一方面，即使有的愿意，真正能够学习到炮制特殊技艺的饮片厂也没有几家。

建议在全国实施一次炮制的非物质文化遗产调查。因为过去四百年都是靠口头传承的，而且是保密的。同仁堂的炮制是保密的，正因为这种情况，实际上没有进行过真正深入的调查。调查主要关注技术，关注传承人。

建议建立一个全国性的非遗炮制保护组织机构。希望保护单位加强国家级的非遗炮制项目的保护力度，只有计划不行，要落实到位。各个保护单位的主要领导要根据国家非遗法所规定的条文，结合本单位的实际情况，以保护传承发展要求为目的，较全面地制订出非遗项目保护发展传承规划。建立一套比较完整的、规范的管理制度，加强监督。

传承队伍的建设。建议以自愿原则建立师徒关系，以传统师带徒模式为主进行传承实践活动。师带徒必须要注重临床与实践。中医中药的学习，应该重在临床和实践第一线。作为老一辈传承人，首要的是注重经验的传授，徒弟首先要到饮片厂进行实践学习。师傅肩负传承责任，徒弟有社会责任感与自豪感，认真做好中药炮制技艺的传承工作，造福子孙后代。

三、"四大怀药种植与炮制"代表性传承人康明轩访谈

访谈背景：2008 年，"四大怀药种植与炮制"项目进入国家级的非物质文化遗产名录。项目申报与保护单位是河南焦作文化局，传承与保护工作由传承人所在单位实施。2011 年 6 月 22 日，对省级代表性传承人康明轩进行了访谈。

1. 传统山药、地黄种植与炮制

中药种植，不只是怀庆，其他地方也一样，没有形成规划性、产业性种植。农民看到今年形势好就多种，明年形势不好就不种，无计划性，因而形不成规范化、标准化加工。此外，因为又分木本植物、草本植物，有一年生的，也有几年生的，种植也不一样，如山药、地黄就不能重茬种植。今年这块地方种植山药，中间要隔四年以后才能再种山药。种过地黄的土地要隔十年以后才能再种，第二年如果再种就不长，没有产量，而且容易腐烂。康明轩说，地黄是 4 月份种植，秋天采挖。据记载，地黄道地产地就是温县到洛阳的 80 千米地域，且温县地黄优于洛阳。

为了保证新鲜山药不烂掉，首先需要脱水、干燥，农民只有自己炮制。传统地黄干燥方法是简单垒个杯，放个箔，把地黄放在上面烘

干，长时间熏蒸几天几夜以使地黄慢慢脱水。选择含二氧化硫多的煤，燃烧旺，燃烧蓝火焰，发热量高。现在往往是用硫黄熏蒸，除了可以达到脱水目的以外，还有防腐作用，山药不容易烂掉，其次可以增白。

2. 山药传统炮制的保护与发展

首先，我们把传统的技艺全部记录保留了下来，并进行了系统整理。有些东西，像种植方法，我们也在过去的基础上有所创新。现在山药的种植已经得到了很大改善，改善后的工艺能提高质量和产量，在技艺方面已形成活态传承。

传统的山药炮制方法要去皮、熏蒸、晾晒、挑去上面残留下的脏物，如毛绒、窟窿眼等。山药的炮制最早还有一个环节，即剁圆、取光、取齐、撮头，如摆放粉笔一样，非常平整，两边切头，用刀子削，如装饰品一样，放在玻璃上，特别平整。弄得干干净净，在调好的鸡蛋清里泡，拿出来让其全部站起来，鸡蛋清全部阴干以后，用纯纱布包装。把这些东西入木箱，木箱要用棉纸糊三层，外边用有防潮功效的猪血和石灰刷两遍封箱，运向南方出口。后来包装发生了很大变化。以前的纯纱布要用现代的纱布替代，以前的木箱改成纸箱包装；以前用棉纸，现在不能用棉纸，防潮用塑料袋。

现在，我们研究的是如何用传统方法保存山药。通过分析、检测对比发现，采用传统加工制作的饮片与按照新工艺加工制作，含量是不一样的。按照传统标准，不能用硫黄熏蒸，用硫黄熏蒸后山药产生何种变化？虽然通过一些技术能检出一部分成分，但还不够。此外，传统山药炮制讲究用麸炒、土炒，而现代化加工山药麸炒已经不做了。

3. 山药的规模化经营与种植

最早是在 2000 年时，山药种植才几亩地，通过这些年我们的带动，现在山药种植已达十几万亩。在我们当地，存在两种经营模式，一种是集约化经营，把土地转化过来，规模化经营。把农民按工种、工时分开。还有一种是订单式，就是培养大户。一个村一个能人，一个人带一个村。我们给经费，或者是资金抵押，到时候生产出来的产品交给我们销售。从种植到销售生产过程我们全程进行指导，虽然是个人生产，但实现了现代化和规范化，山药质量得到保证。

康明轩说，国家发展和改革委员会、河南省都对山药种植予以很大支持。种植主要由公司牵头，运作方式是公司+基地+农户的方式。具体是公司租用农民土地，农民按照公司提供的规范化操作技术进行种植。公司把农民就地转化为农民工，细化了农民工职责，按工种发放工资。现在，班车接送农民上下班，种植方面还有技术员指导。目前，公司在整个焦作地区种植面积达到 5 000 亩山药，计划至 2013年，增长到 5 万亩。

让原产地种植道地药材，并且实现它的标准化、规模化种植与加工，一直是我们的愿望。如何提高产量，保持它的品质，优化品质，这是我们首先要考虑的。2003 年，我们建了企业标准框架。2005 年，我们又在此基础上推动起草了国家标准。2006 年，国家通过了我们制定的山药、地黄、菊花、牛膝种植、加工标准，由国家标准委员会发布，形成了国家标准。经过多年经营，有些种植技艺与方法得到了进一步提升与发展。

2003 年，汉城大学专家组一行 12 人跟踪我们的种植与加工。他们都是学者，特别敬业，跟踪采收，跟踪炮制加工，连续七八年拿我们种的少批量地黄做检测分析。因为我们都做了标准，整个地黄加工工艺环节都已经标准化了。2009 年，韩国发布的地黄标准，就是以我们的工艺做出来的，并做了技术壁垒。后来，陆续又有日本人也跟踪了五六年。当时，我们尚没有建立对自己知识产权的防范与保护意识。

4. 康氏家族历史及保护设想

康明轩说，我家祖辈在巩义县，不在温县。后来因为四大怀药迁徙到温县西南冷村。西南冷村是最古老的传统山药加工集散地，有几百年的历史。以前，我们家被人们叫"康百万"，是慈禧封的。八国联军打进北京城，慈禧逃亡从西安返回北京时，顺便来到河南，沿着伊洛河来到巩义，巩义康家接待了慈禧太后，康家第十四代族人捐银三百万银两，慈禧赐名"康百万"。当时，康家的商号遍布全国，如在上海、武汉都有怀山堂、恒昌德等老字号，天津有怀庆会馆。家族的没落是在鸦片战争以后，传承到我这里是第十八代。

温县北冷乡西南冷村的康氏家族，自1773年清乾隆年间，从巩义康店镇康家迁徙而来。当时的康家为了发展四大怀药产业，专门从家族中分出一支（康玉生）渡过黄河，定居怀庆府，即开始从事怀药种植及加工贸易，并创立"怀山堂"商号，历经康家八代相传，迄今已有200多年历史。现在，温县西南冷村尚保存老的炮制厂。据记载，温县康家曾从沁河开了一条渠来灌溉怀药，家族以前经营山药用的标签都是红标签，怀山药出去都免检，只称重量，不验真假。怀山堂山药还曾经在巴拿马获得过奖项。

怀山堂发展到第四代康硕儒时，怀药种植加工已经具备了相当规模，炮制技艺炉火纯青，怀药的诊疗应用也日渐成熟，康家结合当地民间流传的怀药诊疗治病古方，并虚心向当地老中医学习，不断探索挖掘，逐步摸索出了一套以怀山药为主，并和其他中药材相结合运用的中医治病诊疗方。

目前，我们正在对史实进行挖掘整理，确实发现有很多传统器具，如独轮车、百年大秤等。也重新收集整理了温县康家的怀药诊疗方。康氏中医诊疗方以怀山药为主，结合中医辨证论治，以健脾益肺补肾为主，调五脏、解六腑，进而达到治病诊疗目的。可医治不孕不育、抑郁症、肥胖、高血压、降糖、痛风、红斑狼疮、皮肤病等疾病，具有促进人体生长、清心养肺等功用。我们对这些古方单方重新进行整理，把这些康氏诊疗方进行汇总，逐级向河南省申报非物质文化遗产技艺传承项目，目前正在审批；并结合现代人们的实际需求，进行合理配比，利用现代化加工技艺制成粉剂，方便饮用冲服，以发掘利用好康氏的怀药种植炮制技艺与诊疗方药。

我们还在规划一个博物馆，两千多平方米。主要从怀药的历史文化渊源、历代发展概况以及怀药养生理论，包括怀山药的发展史，对外交流以及影响等方面进行设计展出。此外，我们也要从物候、土壤构建模型；还要研究近代发展以及当代怀药的发展产区；最后计划拍一部电影，反映怀药的发展历史与人文情怀，包括清代康家怀药的经营史。

5. 在温县山药基地谈山药种植

从生产山药的地域而言，"怀"在明朝，是指怀庆地区，包括济源，这一片都叫怀庆府。温县是主产区，多数在温县，少数在武陟靠近温县的两个村。

康明轩说，公司现有3 500亩种植基地。山药种植的土地处理是先用钻头钻下去，这个钻头长度为80厘米。行与行的间距也有80厘米，棵与棵之间为10厘米。以前都是人工种植，现在是半机械化、规范化种植。山药能长1米多深，很难采收。形成规范化操作后就比较容易采收，而且大大降低了劳动成本，实现了大规模种植。山药不仅外观上达到美观，市场价值也提高了。该地属于黄河沁河冲积平原，土地肥沃，这个区域有100万—120万亩，所种出来的山药就是道地药材。

种植山药还要施肥，我们会检测土地成分，主要是检测氮、磷，缺什么就补什么。基地种植还有一个特点，就是不打农药，因为是生茬地。重茬地就要杀虫，杀虫多了就有农药残留。

山药每株之间的距离为 10 厘米，一株 10 棵。一亩地一万一千棵山药。棵与棵之间距离是 18 厘米，以前土是松的，雨水容易使土塌进去，现在我们每隔 18 厘米就踩一踩土，这样山药生长不容易结成球，产量和品相均为上乘。种植采取片长负责制，片长的任务是 2 500 千克。此外，什么季节开始除草等，均是规范化操作。

山药的灌溉为全自动化，设定降雨量而进行灌溉。此外，还要关注浇水时间。山药本身不用浇，它怕泡。但是前期植物要生长，它需要水分和养分，需要浇水，到后期慢慢就不需要浇水了。如到现在，我们已经浇了三次水。除非大旱，一般情况是到暑期浇一次水，秋季再浇一次水，这样就可以了。浇水也是有规范的，如下雨天不浇水等。

6. 怀庆地区的山水物候及未来发展

在这片土地上，有一条河叫伊洛河，著名河南梆子演唱家常香玉的家就在此，巩义康家也是发迹于这条河。我们温县、巩义 20 世纪六七十年代因为没有大的自然灾害，乡镇企业发展较早，基础打得比较好。

怀庆地区有一个旅游景点叫神农山，山上有几条沟，命名为山药沟、地黄沟、牛膝沟、菊花沟，就是四大怀药沟。这山上有野山药，山药叶下长了山药蛋，成熟之后它会瓜熟蒂落，落在山里，来年就会生根发芽，就这样循环生长。不过山药是一年生，第二年地里的山药会烂掉，之后重新生根发芽。

我们种植基地有不少实习生，有从河南省中医学院来的，也有从河南师大来。在新乡，还有一个专门就"四大怀药"进行研究的系，我们一直有合作。包括山药组培、脱毒繁育等。今年年底或明年初，我们就要计划做工业化生产育种、育种车间，让山药的生产期提前，将来在营养液里移栽。这个也是我们未来需要研究的方向。

四、"四大怀药种植与炮制"代表性传承人李成杰访谈

访谈背景：2011 年 6 月 23 日，在武陟县对国家级代表性传承人李成杰进行了访谈，李成杰畅谈了"四大怀药种植与炮制"的种植问题。

1. 关于从事四大怀药种植经历

"四大怀药"的地道产区都在沁阳。以前这个地方就叫野王国，从隋朝开始改称为河内县，明朝改为怀庆府，一直沿用至 1911 年，民国成立后改称为沁阳，"四大怀药"产区就是指这一片了。中华人民共和国刚成立的时候，沁阳十几个村划归温县，地黄主产区又变成了温县。地黄的道地产区在北金村，这是府志、县志中都有记载的。山药地道产区有文献记载的是博爱县，在民国时期分开了。

"我的老家不是沁阳，是武陟。我 17 岁从武陟迁到沁阳，于是开始学习种植，师傅是父亲。我家祖祖辈辈都是以种植'四大怀药'为生的。""我曾祖父在道光以前，即嘉庆年起就开始种植'四大怀药'，家庭收入的大致一半均来源于'四大怀药'种植。"过去很穷，上学前都要学习种植技术。以前"四大怀药"以地黄为首，现在则以山药为首。山药有很多种，老怀庆府有两种山药，一种是铁棍山药，一种是菜山药。《河内县志》记载：蔬之属曰薯蓣，药之属曰山药。铁棍山药是《河南通志》提出来的，是俗名，一直都这么叫。

"我重点是做栽培研究的。"老一辈传承下来的地黄种植方法很难，而且不能重茬，需要年年换地。这"四大怀药"中地黄最娇嫩，我父亲在地黄种植上下了很大功夫。市科委给了 4 个实验点，我从 1985 年开始到现在，一直是搞搞停停，后来这几年写了些小文章，在农业杂志上发表了十几篇论文，如在中国《作物杂志》刊登了三篇，

就是山药、牛膝、地黄，没有写菊花。最后写成了《四大怀药》这本书。

2. 四大怀药种植技艺的研发

"四大怀药"的种植非常有讲究，特别是地黄，地黄又很容易坏。我主要从事种植技艺的研究。一开始，主要研究地黄，现在则以铁棍山药为主。从1985年以后，除了自己种，也指导别人种植。特别是近10年来，地黄、菊花、山药、牛膝我都种。"四大怀药"相比较，地黄最怕重茬，山药次之，菊花再次之，牛膝是越重茬越好，年年都可以种。我种的地不多，就一亩左右。我搞了几个点，分别在温县、博爱县各有一个，本市辖地有两个。

按传统种植方法，头年种地黄，八至十年之后才能再种。目前，试验的结果是6年以后就可以种了。我主要是从虫害、肥料上想办法，研究为何不能连种。方法是地黄收了，种谷子，种两季谷子就可以连种三年地黄了。这种种植方法很有前途，已经试验过了。地黄还有一个很有意思的地方是在地黄地长出的小苗，第二年还丰收，再往后就不得而知。关于这点也在《齐民要术》中有记载。算起来，六年能种三茬；八到九年能种四茬。就目前的试验研究认为，地黄种植施用的肥料，豆饼是最好的。我按照此法分三个地方种植地黄，地黄切片后都有菊花心，说明地黄的地道性。豆饼是豆子榨油之后所剩的渣，我父亲则主张自己种豆自己使用。

地黄、山药都需要轮种。如一块地种了山药，等四年才能再种山药。关于山药的重茬问题，我已经连续做了五年试验，上各种肥料都不起作用。我曾经用猪粪做过饲料，没有作用；也用鸡粪做过饲料，也不起作用。博爱县有个种植基地，那边有个博爱奶牛农场，后来施用牛粪作为饲料，解决了山药重茬问题。我将摸索出来的土办法进行归纳总结，并且将这些技术积极进行了推广。

五、"四大怀药种植与炮制"管理者访谈

访谈背景：2011年6月22日上午，对"四大怀药"管理单位焦作市群艺馆的工作人员韩丽、聂琨等人进行了访谈，同时也对河南焦作市中医药管理局的何银堂进行了访谈。

1. 对项目的管理与保护建议

韩丽说，焦作古称山阳、怀川，历史悠久。2005年8月成立了非遗办公室。目前，非遗办有三个人从事该工作，工作量大。国家级、省级，还有市级，基本上都是隔两年申报一次，国家级、省级、市级三级申报，有时候再加县级，四级申报同时展开，工作量很大。除了项目申报以外，还有传承人申报、公布、传承人的命名等工作也要进行。根据省里"行政事业单位不能作保护单位"的精神，群艺馆把项目保护单位确立为社会团体、企业这样的单位。因此，需要在原来的武陟百疗食品有限公司作为独立保护单位的基础上，再增加保护单位，如增加了"四大怀药"保护协会。"对于保护，我们没有时间下去看，很多工作都是浮在上面的。建议国家可以把申报时间间隔拉长，如四年申报一次，可以加大保护力度。申报就是为了更好的保护，以免出现重申报、轻保护的现象。"

2. 保护现状与存在问题

聂琨说，焦作有三千多年的历史。在这三千多年的历史长河中，怀川覆盖的区域基本上就是现在的温县、武陟、沁阳。为了能够实现整体保护的目的，焦作市群艺馆就把三县合并起来，进行总体督导。为了全面保护，焦作市还专门成立了"四大怀药"种植和炮制协会。

"四大怀药"保护项目是2008年6月公布的。公布之后，焦作市首先建立了保护名录与传承人体系。温县传承人是康明轩，武陟是孙

树武，他们是祖传的"四大怀药"种植和炮制人。"四大怀药"传承中，武陟孙树武除了传承传统的技艺之外，还进行了太空育种创新，把"四大怀药"种子带上了太空，进行了技术更新。沁阳李成杰，主要从事"四大怀药"培育种植试验研究与炮制技术的搜集整理工作，他的长子在当地农业局从事"四大怀药"研究，也是对"四大怀药"技艺的传承。

各个县市区的保护工作是各自展开的。如温县的康明轩、武陟的孙树武以及沁阳的李成杰，都是各自投资做保护和传承工作。"传承较好的是温县康明轩，在保持传统技艺的同时，还进行了更深层次研发；建立了一支研究队伍，成立了研究所，修建了'四大怀药'展示馆。武陟也有科研人员，建立了研究所和展示馆，不同程度地开展了传承与保护。"在文化研讨方面，武陟孙树武、温县康明轩也做得非常好，每年都召开"四大怀药"文化研讨会。"四大怀药"项目虽然是国家级项目，"但是目前，经费一直未能到位，传承保护工作都是民间自发，全部是个人投资"。

3．非遗保护体现了中医价值

何银堂说，原来王国强在河南的时候，非常重视四大怀药，他是市委副书记在这里挂职锻炼。部长将"四大怀药"作为一个科研项目放在科技局，并成立了一个中医药现代化领导小组，还有一个怀药办公室。"四大怀药"的生产种植规范和经营规范由"四大怀药"办公室出台。在种植方面，科技局与省农业厅、科技厅共同联合制定了一些标准；加工炮制也有标准。针对"四大怀药"作为文化遗产加以保护和传承，目前已经形成一个合力，要成立种植和炮制协会。2010年，工信局有一个道地药材种植开发项目，预计投入三千多万。目前，怀药以食品开发为主，药品开发为辅。首先，药品开发不属于中医部门主管，在于企业和药厂。其次，企业与药厂开发怀药所用原料药材如果用精品铁棍山药，则成本太高。

非物质文化遗产保护，关键在于不少项目与现代的中医理念没有密切结合，为此，在自我发展中受到较大限制。如中医有一些非常好的手法、药物、正骨，有的已有上百年或者是一两百年的历史了。"但是我考察的结果是只剩下一个小诊所了。"究其原因，"一是没有与现代科技结合，正骨手法也很好，但是不挣钱，就没有发展"。中医药节约了国家医疗保险资源，体现了其存在价值，但结果却是没有反哺中医。保护非物质文化遗产社会价值非常大。"就中医而言，实实在在是为人民看病的，解决现在西医解决不了的问题，国家应该高度重视，全力给予保护。"有不少人认为国家给中医政策方面的优惠是对中医的一种施舍，"我认为这不是施舍，关键还是中医有自身存在的不可替代的价值"。

六、"藏医水银洗炼法"代表性传承人尼玛次仁、索朗其美、嘎务

访谈背景：2010年7月30日，在西藏藏医院就水银洗炼的保护、传承、核心内容以及传承中存在的问题对传承人进行了访谈。

1. 藏医药项目的保护传承情况

尼玛次仁说，近几年来，国务院与文化部对民族文化高度重视。西藏对非物质文化遗产保护力度很大，不仅是对藏医药，还有对绘画等艺术类项目的保护和传承也进行了大力推进。2006年，我们申报了"藏医水银洗炼法"和"仁青常觉制作技艺"第一批国家级非物质文化遗产项目，2007年获得批准。其后，又申报了一个"藏医外治疗法"，进入了第二批国家级非物质文化遗产保护名录，这样，我们藏医学院就有三个国家级非遗项目。

关于非物质文化遗产保护工作，自治区政府、文化厅非常重视，

成立了自治区级专家组，并在各个行业分别成立了专家小组。今年 2 月份，自治区非遗保护中心成立，开会讨论了工作方案。领导高度重视非遗的保护和传承工作，正、副主席均出席了会议，文化部部长也参加了，并到藏医学院进行了视察。我是藏医药专家组的组长，负责整个藏医药非物质文化遗产的申报与审查工作。"非遗项目被批下来以后，虽然经费不多，但是学校高度重视，成立领导小组，一个院长担任领导小组的组长，下设办公室，办公室设在图书网络信息中心。"

关于对"水银洗炼法"项目的保护，主要是首先收集了关于"水银洗炼法"的相关资料和记录。无论这些资料在专家手里，还是在相关组织机构，凡是关于"水银洗炼法"和"仁青常觉"的资料，我们都要进行收集、整理。这些资料在历史上是不允许出版的，只留存了相关记录。收集所有资料的工作主要由办公室牵头完成。

关于传承，在这个项目未立项以前，非物质文化遗产的保护工作一直在做。立项以后，加大了这方面的工作力度。如"水银洗炼法"和"仁青常觉"使用一系列传统设备，我们首先收集和整理相关的工具和材料，对传统设备、传统加工工具进行收集。之后，专门建立了一个藏医药炮制工艺实验室，主要用于学生实验。学校的药厂里面也有一套加工工艺工具。这个传统工具很复杂，操作起来难度大。其次就是收集"水银洗炼法"和"仁青常觉"的传统原材料。"比如说仁青常觉，如果按照传统加工工艺，仅原材料就需要有一百六十多个品种，还有一个就是操作。"2008 年，我们把整套工艺做了下来，多吉厂长亲自指导安排，在实验室里面带几个研究生，由我们整理操作了一遍"水银洗炼法"，大概经过了三十多天，一共做了一百一十五斤。炼制的时候主要由研究生参加，还有一部分年轻教师也参加了炼制过程。同时，对这套工艺流程，我们进行了完整录像制作。之后，我们编写了一套关于水银洗炼法的本科教材，被列入了 21 世纪藏医药教材。这套教材获得了今年教育部教学成果二等奖。以上各种保护措施与工作，使非物质文化遗产项目得到了有效保护，同时也有了一定程度的传承，在继承方面奠定了比较好的基础。水银洗炼法工艺我们做了六次，在这六次炼制过程中，培养了地区和县里的一些技术骨干。

此外，我们与高原生物研究所合作，一起申报了水银洗炼法研究项目，得到科技部立项。由高原生物研究所牵头，我们西藏负责提供水银洗炼法与金属和矿物煅灰的样品，在中国科学院进行化学实验，实现对比研究。这个项目是从去年开始的，以上就是主要的保护工作。非物质文化遗产项目的保护，困难还是有的，目前主要是资金方面短缺。

2. "佐塔"炼制的复杂性

"佐塔"炼制中承载着珍贵的藏医"水银洗炼法"，根据现存文字记载，已有一千多年的历史。"佐塔"炼制，做一次需要三十五六天的时间，而且二十四个小时不能间断。"水银洗炼法"除去金属煅灰的加工和矿物药煅灰的加工时间以外，还需要三十多个人的全面、多方面配合。工作起来更复杂，并且有大量的前期准备工作要做，"有准确的时间安排，中间稍微有某个环节没有合上工作节奏，那么整个工作就乱了"。这一套"佐塔"做下来至少需要三十万元的经费支持。我们这边基本上都是学校出经费，药厂负责免费提供原材料，协助完成，做完的半成品由药厂配到药里。"如此，我们的成本就变低了。如果只有学校来做，只做一套都承担不起。"通过与药厂合作模式，学院不仅培养了人才，药厂也培养了一批非遗项目的传承人。

"我们第一次炼制'佐塔'是1996年，但是准备工作是1995年就开始了，准备工作差不多需要一年。"因为有些很小，但是很特殊的原材料，需要收集、整理、登记，最后还要再审核一次。在"水银洗炼法"的最后炼制过程中，需要八味金属粉。对八味矿物药的粉末进行炼制加工也是需要很长时间，且这些都是由人工制作完成的。这个工序十分复杂，每个工序都有一些添加物。"炼制四个小时，中间要洗；然后再炼制四个小时。如此不断地重复这个过程，中间还需要添加其他原料。有些材料是当时配不齐的，虽然很少，只有一斤或者半斤，但这是必须要准备的。"目前，基本上使用的还是传统工具，当然，有些工具也有现代化的，但是工艺和原料完全还是按照传统炼制方法进行炼制。

噶务补充说，"仁青常觉"是"水银洗炼法"之后的一个成药过程。"佐塔"的炼制中承载着"水银洗练法"。"水银洗炼法"完成以后，"佐塔"就成了一个半成品。在炼制"佐塔"过程中每天都需要换的辅料就多达六十多个品种。"'仁青常觉'还是原来老院长的配方，一个品种里原材料有六十四种，所以炮制、配制工艺要求都很严格，也十分复杂；如没有这些原材料'佐塔'就做不出来，它是一整套工艺。"

3. 传承人的选择以及培养

尼玛次仁说，目前，西藏自治区地方传承人尚未确定，近期可能要对地方传承人进行遴选。我们都是国家级传承人，已经培养了一些教学骨干、研究生，但尚未进行"传承人"称号的认证与公布。关于传承人的选择，目前还未公布具体标准。但首先是自愿的原则。其次就是骨干，有技术，有一定的信心，又年富力强，达到这个最基本的条件，我们就重点培养，没有什么具体模式。同时，我们也鼓励研究生、本科生学习。因为学生课程里面有安排，一个班级学生都要学习，以掌握基本知识。目前已经做了六次，其中五次都是带着学生一起做，一共五个班，一个班三十多个人，共计有一百多个学生参加了学习。去年带了一个重点培养的小班，是学院里的六个年轻教师，对他们进行了重点实践培养，以掌握炼制的精粹和诀窍技术。

此外，今年我们学校教务处还做了一个培养方案，无论是民间的还是本单位的老专家，都为他们的继承人规划了培养方案，其中就包括了非遗内容。主要有在经费上如何落实，如何传承等细节。"这些我们正在做，不仅仅是非遗，还有民间藏医。"

噶务补充说，水银洗炼法不同于藏戏等其他传统项目，是一个用于治疗疾病的蕴含着科学与手工技艺的项目。尤其是藏药里含有重金属，非专业人员不了解藏药制作原理与制作工艺，只是单纯听说藏药中含有水银，就会拒绝使用。加之，现代工艺的发展对传统工艺冲击很大，国家把这些作为非物质文化遗产保护起来，对于藏医药的传承发展是件幸事。

七、"水银洗炼法"代表性传承人次仁巴珠、次旦久美等访谈

访谈背景：2010年7月29日，调研组一行专程到西藏藏医学院，对代表性传承人进行了深度访谈。传承人占堆在开会，主要访谈了次仁巴珠、次旦久美。

1. 藏医药的既往传承

次仁巴珠说，除了藏医药以外，非物质文化遗产保护在西藏开展得比较早，像手工工艺、民间文艺等都开展得很早。我们是三四年前才接触到非物质文化遗产这个领域。最初，我还参加过自治区的非物质文化遗产评审工作，藏医药的第一次申报就是在那个时候。此外，比较有特点的还有藏医尿诊，这是藏医特殊的诊断方法。

藏医院的前身是1916年创建的拉萨"门孜康"，即藏医历算院。"门"是医药，"孜"是西藏天文历法，到现在为止已经有94年历史。拉萨"门孜康"是医疗机构，药王山利众院以教学为主，1959年"门孜康"与药王山利众医学院合并为现在的自治区藏医院。

拉萨藏医院创立以来，先后培养了一千多名藏医药人才，成为全自治区乃至全国各藏区的藏医药源头与根，使藏医与历算得以继承。藏医院在"文化大革命"时期，受到很大破坏。党的十一届三中全会以后，藏医院先后把古籍文献从各个藏区收集起来，以强巴赤列为核心的名老藏医对藏医和天文历算等古籍进行了系统整理，使其得以保存下来；将原来分散在各个藏区的名老藏医全部调到医院，这样，藏医院就集中了一批高层次的藏医药和天文历算人才。因此，全自治区乃至全藏区的藏医药人才，都是以藏医院为依托培养出来的。现在青海、甘肃、云南等地方的藏医药骨干人才几乎都是从藏医院培养出来的。

党的十一届三中全会以后，强巴院长给政府提了十条建议，反响很大。其中就有扩建藏医院、建立藏医学院、集中名老藏医、整理保护古籍文献等建议。藏医院很快建立了藏医学院筹备办公室，抽调了一批骨干人员到藏医学院。藏医学院建立起来后，藏医院又派了十五名骨干藏医，包括一部分名老藏医，担任藏医学院教师。这些措施，在整个藏医药的发展传承中起到了至关重要的作用。

2. 关于天文历算及传承

次仁巴珠谈到，过去的藏医教学是九年制，其中天文历算占了五年。天文历算是必须要掌握的，学生通过答辩才能拿到毕业证书。比如说藏医中培根病，是一种蓄积疾病，什么时候发生什么疾病，或者说什么时候蓄积疾病易于发作，这些都与气候、历算有关。历书强调藏药的生长以及采集时间，如有些药必须要在未打雨之前采集。有些药物在什么时间加工也有讲究，如寒水石要在八月十五月圆之时加工。还有，如"佐塔"加工都有时间节点，这与历算有密切关系。此外，历算最大的任务是指导农牧业生产，"什么时候播种，哪些地方应该早播种，哪些地方要中播种，哪些地方要晚播种，这些都要确定下来。还有对灾害的预测，如预测水灾、雪灾、干旱、地震等，这些要算出来。""我们算的是天象，看天象的话是次年的气象，根据经验就可以算出来，预先把第二年一年的历书编制出来。"

强巴院长是西藏解放以前毕业的，西藏解放以前毕业的学生是必须要掌握藏医和天文历算的，与现在的医学教育体系有所不同。现在藏医学院虽然讲一点天文历算，但是讲得很少，所占的比例也有限。"像我们这些人，就没有好好去学习历算。虽然强巴院长曾多次告诫我要学天文历算，但是因为当时院长只有占堆院长，副院长只有我一个人，没有时间学习。现在想起来感到非常遗憾、非常后悔，我们就不懂天文历算的实际操作。我们只会讲历史，而真正的天文历算，我们是不懂的。"

3. 藏医药的传统器具

次仁巴珠说，藏药炮制加工工具，有一部分是古代留下来的。如做药的模具保存下来了，还有像"佐塔"手工加工工具。工具在《四部医典》里都有记载，还有放血刀具、各种手术器械、诊断器械，如探针之类的。据统计，这部分工具有 265 种之多。第五世达赖喇嘛的保健医生是很著名的藏医学家，他使用的手术器械，一共有 65 种，手术器械的实物保管于罗布林卡的博物馆，一部分在我们医院。如他当时使用的石头磨药磨具，现在还在山南的藏医院，但更多的是流传到海外去了。通过海外学者将图片复制回来，藏医院根据图片进行了仿造，仅仿造的器具就有 200 多种。"此外，还有用于白内障治疗的针拨手术器具、金针疗法器具等，这些比较原始的都能见到。"

藏医院三楼门口处有一个陈列室，里面有藏药加工磨具。磨具虽然很小，但都是石头制成的，因此非常重。相传是从公元 8 世纪的宇陀·云丹贡布墓运来的，应该是历史最悠久的藏药磨具，有 1200 多年的历史。"还有一些是西藏解放以前的磨具，在藏药厂。一部分也有创新改造，但现在都不用了，已经成为历史。"

"藏药加工，应该说机器加工与手工磨制的药效肯定是不一样的，当然有些东西跟非物质文化遗产没有直接关系。"我们国家"一刀切"现象比较严重，原来藏药的草药必须要在阴凉条件下晾晒，但是现在所有的药都要在电高温下消毒。"比如说藏红花、麝香等，高温下消毒，药的气味就没有了，药效就降低了。"非物质文化遗产的保护，应该把原来传统的东西保护起来。现在"中医向西医靠拢，民族医药向中医靠拢。改来改去把药效就降低了，病人没有受益"。

第三节 传统制剂

一、"东阿阿胶制作技艺"代表性传承人秦玉峰访谈

访谈背景：2010年9月28日，对"东阿阿胶制作技艺"代表性传承人秦玉峰进行了提纲访谈。

1. 炼制技艺的核心理念

秦玉峰说，东阿阿胶炼制技艺的核心理念在于一个"养"字。阿胶是中药材，属于《本经》上品，而《本经》上品强调"养命以应天"。阿胶"养"的价值内涵，可以阐释为两点，一是安全，二是有效。

东阿阿胶炼制技艺中融入了中国传统文化内涵，如阴阳平衡，秋冬养阴、春夏养阳，炼制阿胶在节气、水、火、工具、器物、工艺方面皆有讲究。如节气，以冬至时节最佳，因阿胶为滋阴之品，冬至"至阴"时节制胶，最利于养阴。再如水须用"至阴"的东阿地下水，因为驴皮属阳，而东阿水"至阴"，两者相合，则阴阳相对平衡。东

阿阿胶炼制技艺包含了中国传统文化中对"养生"的深刻理解。

2.文化、社会与经济价值

东阿阿胶炼制技艺包含了多方面价值内涵，既有文化价值，也有社会价值，同时兼具经济价值。在文化价值方面，东阿阿胶制作技艺可以说融合了中国传统文化中对"养生"理解的智慧。如原料强调乌驴皮，主要是因为黑色属水入肾经，可补先天之本；其次皮为阳，黑为阴，符合中医"阴阳平衡"理论，也与阿胶味甘性平的功效相符合。又如用水强调冬至至阴之东阿水，是因为至阴的东阿水与桑柴火相结合，水火相济则求取阴阳平和。在社会价值方面，阿胶是一种中药材，既可治病，又可养生，具有维护生命健康的社会价值；而阿胶的文化价值和社会价值必然带来经济效益，因而具有经济价值。

3.炼制技艺的传统工艺

秦玉峰谈到，东阿阿胶炼制技艺是从同兴堂"九九炼胶法"传承而来的，完好地保留了"九九炼胶法"的精髓技法。体现于以下六个方面。

首先，工艺中融入了"九"的文化元素。初九点火、炼制九天九夜、九次添加东阿水、九十九道工艺等。《管子》记载曰："序天道以九制"，九为阳数之极。"九"在一定程度上体现了古人对道的尊崇，而道则是养生的最好法则。其次，极品贡胶炼制时节选择在冬至，《本草纲目》中讲"阿胶大要，乃补血与液，故能清肺益阴而治诸症"。可见阿胶是一种滋阴佳品，而冬至之时为一年至阴之候，此时炼制的胶则利于养阴。再次，是水的讲究，水选择冬至子时东阿地下水。东阿地下水本为阿胶炼制所必需，而冬至水则另有讲究，据《本草纲目·节气水》记载，冬至水是"浸造滋补五脏及痰火、积聚、虫毒诸丹"的上佳之选，用于阿胶炼制也是最佳的。第四用火提倡桑柴火。桑在中国传统文化中具有独特地位，据《抱朴子》记载："一切仙丹，不得桑煎不服"，桑木有利关节、养津液的功效，得火则可拔毒气，祛逐风寒。第五，原料必选黑驴皮，中医认为黑色属水，入肾经，可补人的先天之本，以之制炼阿胶有补养肾元之神效。第六，炼胶要用金锅、银铲、铜瓢。以金、银、铜作为制作器具，这些器具在炼胶的关键环节使用，化学性能稳定，不容易使阿胶发生药性偏移。

4．阿胶文化的进一步传承

秦玉峰说，东阿阿胶制作技艺被认定为非遗项目后，得到了很好的发展。主要体现在以下三个方面。一方面人们对阿胶价值的认识有了改观。以前阿胶仅被认为是治疗贫血的一种药物，而被忽视了滋补保健功能，现在这一状况得到了很大改善，阿胶已经成为人们滋补保健的重要品种之一。另一方面，人们对阿胶文化的兴趣日渐浓厚。以前，人们参观多是为游玩而来，而现在是抱着学习和体验的目的，阿胶养生、养颜和滋补保健成了时尚追求。阿胶博物馆每年接待人数亦呈上升趋势，已成为山东省唯一的"全国中医药文化宣传教育基地""国家非物质文化遗产保护示范基地"，成为人们学习和了解中医药文化的4A级旅游景区。另一方面，阿胶市场容量大幅度提升，价格连年上涨。此外，由于阿胶市场的持续升温，吸引了一些不法厂商制作阿胶，以次充好、以假乱真的现象也有所抬头，需要引起消费者的足够重视。

5．保护及实施情况介绍

秦玉峰谈到，为了保护东阿阿胶制作技艺，我们采取了以下措施。首先恢复了师徒制。为了保证技艺能够健康延续传承，自2008年起，我们便恢复了师徒制，在第九代传承人中，已有三位博士可以熟练掌握东阿阿胶炼制技艺的部分关键工艺，使技艺得到了保护。

其次，计划复原传统阿胶制作的工坊。为了使人们看到并亲自体验到原汁原味的传统阿胶制作技艺，我们正在规划建设东阿阿胶传统制作技艺工坊，这套工艺融入了一些现代旅游元素，参观者可以亲自体验，让北上广深等大都市的人方便了解、认识。

目前，需要保护的主要内容有两个方向。一个是对水源的保护。该项目的炼制技艺对于水源要求非常高。由于现代经济快速发展，水源保护面临非常严峻的局面。一方面周边大型化工厂、冶金企业在陆续上马，日久必然会影响到水源的质量；另一方面周边县市对水源过度和不当开采，对于东阿阿胶炼制保护也非常不利。

另外，就是对原料的保护。该项目要求使用乌驴皮，目前驴的存栏量呈持续下降态势，我公司为保护乌驴已投巨资建立了 20 个原料基地，对于延缓下降发挥了一定作用，但这对毛驴种群的保护仍然只是杯水车薪，希望国家出台相应的保护措施，加强对毛驴资源的保护。

6. 阿胶经济价值与社会价值提升

东阿阿胶制作技艺被确定为国家级非遗项目后，发生了一些变化。在经济效益指标方面，东阿阿胶经营业绩从 2007 年的不足 14 亿，上升到 2010 年的约 25 亿元；利润从不足 3 亿上升到 7 亿多，经济效益明显改观。

此外，阿胶文化渗透力与影响力持续提高。自该技艺进入国家级遗产保护项目以后，阿胶文化渗透力与影响力明显提高，如参观博物馆人员从 2007 年的 3.53 万人次，增加到 2010 年的 5.18 万人次，每年提高约 15%。一次尝试购买率，从 2007 年的不足 40%，提高到 2010 年的约 62%。

东阿阿胶制作技艺进入保护名录以来，外在环境和生存压力得到了一定的改观，消费者的认知度大幅度提高，品牌市场影响力持续扩大，尽管还存在诸多问题，但比以前有了很大进步。希望国家今后继续在政策、环境保护、市场净化等方面给予大力支持，使阿胶造福于子孙后代。

二、"东阿阿胶制作技艺"管理者访谈

1. 对项目的管理保护措施

吴延华说，近年来，我们作为项目保护单位，对非物质文化遗产保护高度重视。单位负责人秦玉峰把企业的历史责任和发展结合起来，提出阿胶文化复兴和价值回归工程，把公司的发展与弘扬阿胶文化相结合，在非物质文化遗产保护方面做了大量具体扎实的工作。

首先，投入人力物力，整理现存文物，完善博物馆建设。同时，与山东中医药大学、北京中医药大学等合作，互通有无，构建开放式的博物馆。

从2007年开始，恢复传统九朝贡胶生产。九朝贡胶的制作已有百余年历史，对原材料及生产过程非常讲究。炼制九朝贡胶，举办一年一度的文化节是保护单位每年的重要工作。其中恢复九朝贡胶的开炼，更大的意义是希望唤醒民族的记忆。而举行仪式的时候，我们还邀请专家进行健康讲座，对阿胶文化的宣传和提升起到积极作用，帮助广大民众掌握更多健康养生的知识，防治未病，寿人济世。

其次，重视阿胶的原料药生产。至今为止，已经投资五六个亿，在全国建立二十个毛驴养殖基地。如近年来，在内蒙古巴林左旗、敖汉旗，新疆的喀什等地也建立了养驴基地。其中，巴林左旗、敖汉旗放养生产的东阿黑驴皮就是生产极品阿胶的原料。通过对原料基地建设，不仅保证了阿胶道地性，而且使传统与现代化数字化生产管理相结合，从品种引进、生产、管理均可追踪，一方面具有规范化特点，另一方面保证了阿胶的品质。

再次，企业把文化传承与生产结合在一起加以考虑。近年来，我们还策划了文化营销，把阿胶博物馆搬到各个大城市，在城市社区、

广场等公共场所进行阿胶文化活动。此外，还积极参与国家中医药管理局的"中医中药中国行"活动，结合弘扬阿胶非物质文化遗产，举办义诊、进行健康讲座等。目前，在专家指导下，已经收集整理了3 200多个阿胶经典验方膏方。然后从中精选了100多个，一部分作为滋补养生产品开发，一部分作为药物加以开发。

2. 对保护的理解及保护存在问题的阐述

吴延华说，我们认为非物质文化遗产项目保护，传承单位责任重大，如阿胶的文化苑就直接由秦玉峰领导，领导高度重视。秦玉峰还说，领导重视还不够，要在各种培训、会议中讲，让职工以及中层干部在思想上，都有这个概念与理念，让他们也同样重视起来。在传承人梯队方面，代表性传承人已经培养传承人，也有多名博士徒弟。但在实际发展传承中，我们觉得在传统阿胶技艺传承方面，往往还不尽如人意。

阿胶不只是一个简单技艺，它承载着中医中药的传统文化。阿胶制作技艺传承涉及多个方面，如原料、水质、工艺、传统产品的恢复和文化等，是一个整体。阿胶非物质文化遗产并非一个概念，它与人的健康、保健相关，具有宽泛的文化性。除了将阿胶技艺在博物馆里展示以外，实现在保护中开发利用是我们的目标。如我们对九朝贡胶炼制的恢复，是对文化遗产的保护、对传统的保护，也是对传统名贵产品的保护。如何将保护、发展、弘扬相结合，实现传承中保护与继承发展，这是文化苑的重要工作。

保护中存在的问题，首先是阿胶原料，国家没有一些对应的政策支撑，仅一个企业独立支撑是存在问题的。我们已经连续好几年向政府相关部门提出原料问题，今年也提了，但是效果不好。无论从中药药材资源的保护还是非物质文化遗产的保护的角度来看，如何将原料中药材保护与非物质文化遗产保护有机结合起来，推进整体保护，是今后要着力抓好的一件事情。

三、"龟龄集、定坤丹制作技艺"代表性传承人柳惠武访谈

访谈背景：2011 年 7 月 13 日，在山西太谷县广誉远中药厂对代表性传承人柳惠武进行了访谈。

1. 龟龄集与定坤丹简介

柳惠武说，"广升远"在中华人民共和国成立以前，广州、香港、上海、重庆、北京、天津等都有其分号。"广升远"的"掌柜"负责"广升誉"。"广源兴"成立于 1896 年，都是老企业。"延龄堂"是家族企业。"广升远"在成立之初是股份制的，中华人民共和国成立以前，仅参股的就有 150 余人，是一个大企业。"广升誉""广升远""延龄堂""广源兴"都属于老字号，四个企业都做龟龄集。

龟龄集有近 500 年的历史，嘉靖年间，龟龄集从宫廷里传了出来。清代乾隆四年（1739 年），太医院编修《医宗金鉴》之际，根据竹林寺僧所撰《竹林女科证治》中"补经汤"一方，删减增补而成定坤丹。因其功效显著，乾隆大喜，遂把此药命名为"定坤丹"，意为"坤宫得到安定"，专供内廷使用。慈禧服用后，曾御笔亲题"平安富贵"匾额。定坤丹在国内外久享盛誉，畅销全国各省市，并外销英国、法国、泰国、印尼、日本、新加坡等国家和地区，影响很大。

龟龄集、定坤丹均系"国家保密品种"，并被列入"国家基本用药目录"和"国家中药保护品种"。2011 年，"龟龄集制作技艺""定坤丹制作技艺"被列入第三批国家级非物质文化遗产名录项目。

2. 龟龄集数字化改革

柳惠武说，我父亲 1941 年开始在"广升远"从事龟龄集炮制工作。1956 年被评选为劳模。早在 1960 年，我父亲就开始搞技术革新，

1966年以后，主要研制了蜜丸机、水丸机、筛丸机等。"1978年，全国中药科技会议在太谷召开，这与当时的技术革新有关，中药发展由此从山西逐渐推向全国。"

我1970年进厂，1975年转正。刚来药厂时，做装卸工，来了什么原料就收什么。从十七八岁就扛药材袋子。"当时，从省药材公司往厂里调货，采购的山药每袋都是200多斤，进口砂仁也是200多斤。我不怕苦，困难时期，练就了如今的好力气和好精力。"1983年，我开始当了龟龄集车间主任，一直到2003年药厂改制，当了20年车间主任。他说做"炮制首先需要责任心"。

龟龄集的改革数字化是从1977年开始的。数控就是像现在电脑一样，比较新的一种理念。1977年太原理工学院和我们合作，一起搞龟龄集的改革。工艺上改革了不少，如木炭改用电，1978年之后，又改为数控电，更方便药物的炼制。手工炮制做法和机械做法不一样，手工讲究三才五行九宫八卦、炉鼎生炼，合乎周天、度数、二十八宿。龟龄集里有天冬、干地黄、人参，谓三才汤。五行是指金木水火土。过去木炭升炼要用银锅，用土煤，水就是水煮、水浴；用火即是升炼，取明火，用放大镜点火，不用火柴点；此外，还有择日配料以及祭拜等仪式。

3. 龟龄集体现了传统复方升炼技术的核心理念

龟龄集成药很讲究三才、五行、五味。牛奶是白的，大青盐、石燕是白色的，枸杞子是红的，杜仲炒炭是黑的，而淫羊藿是黄色的。成药中需要把五色、五味全都包括进来。药材从根、茎、叶，到果实都有，还包括皮。既用枸杞子，又用地骨皮。如枸杞子、砂仁，都是果实类；菟丝子、补骨脂等为叶类；而细辛、地黄、肉苁蓉、锁阳、甘草、人参等为根茎类的药物。龟龄集中用的动物比较多，鹿茸是角类，穿山甲则用鳞片，还有蜻蜓、蚕蛾、石燕、海马，比较复杂。龟龄集承载着道家炼丹术中的传统复方升炼剂。

龟龄集作为炼丹的完整体现，全面恢复其原貌更有保护及研究价值。但由于市场需求及现代规模化生产要求，对其中某些炮制工艺，如净选、洗涤、切制、粉碎及后续包装已经进行了设备化生产。"过去，龟龄集炼制时要用锡铸炼丹，就是把药煮熟、煮好之后用锡铸死，七七四十九天炼制的整个过程，里面的药不能动。"工艺改进后，现在已变死口为活口了，方便了很多。柳惠武说"创新要在传承的基础上进行"。

目前，考虑到龟龄集剂型单一，应该做某些剂型方面的改进，但其作为升炼制剂，只能以散剂形式存在，所以目前最好的剂型就是胶囊，但胶囊已不太适应目前的市场需要，这是一个难题。

4. 龟龄集与定坤丹传统炮制及改革

木炭是一种火源。木炭来自自然，有它的自然属性。用电与用木炭之间究竟有无区别，经过多次对比实验，证明两者无显著差异。谈到区别，柳惠武说，"这与吃火锅用电和用木炭是同样的道理，基本都能达到加热的目的，用电更方便掌握火候"。至于对木炭和电火候温度的把握，过去不用温度计，都是靠用手摸，而且要求每个环节的温度都得控制。

龟龄集成药中保留特色的有姜炭与熟地。姜炭用砂锅炮制，熟地用瓷罐炮制。地黄过去采取九蒸九晒古法炮制。现在，科学技术的进步为炮制工艺带来一些改革。其他药厂已经不再九蒸九晒了，但山西"广誉远"还一直保留着地黄的九蒸九晒古法炮制。熟地用瓷罐，主要是取其受热温度均匀优势。在炼制工具方面，过去用银锅，现在用不锈钢锅。

在整个龟龄集技艺改造过程中，有些方面是可以改造的，如将火源由木炭改为电。但有些方面是决不能改的，比如熟地黄的制作还是保持了传统的器具与方法。姜炭也是使用传统炮制。如炒白术，即使《药典》将土炒改成麸炒法，但定坤丹所用白术仍用土炒白术炮制方法。"麸炒与土炒的主要区别在于麸炒为寒性，而土炒在于健脾。"对炮制使用的土也是有讲究的，要求是山上晒三至四年的土，才可用作辅料。

柳惠武说，"定坤丹制作技艺精华主要体现在炮制、合坨、制丸、挂蜡四道工序"，在保留药物炮制精华的同时，为适应规模化生产需要，在某些工序上需要改进。目前公司已尝试对定坤丹的水蜜丸剂型进行改进，今后将逐步按照市场要求进行新的尝试。传统工艺方面，主要是"挂蜡"工艺需要改进，因为蜡烟严重污染空气，但目前为止尚找不到更好的替代方法。

第四节　正骨疗法

一、"宫廷正骨疗法"代表性传承人刘钢访谈

访谈背景：2011年4月20日下午，在北京护国寺中医院对国家级代表性传承人刘钢进行了访谈。

1. "宫廷正骨疗法"渊源

"宫廷正骨"起源于清代宫廷内务府的上驷院绰班处。上驷院是一个机构，原来是负责管理马匹的，属于正三品。正骨科原本不在上驷院，属于太医院管理。随着清朝战争的发生，需要正骨科大夫随军出征，所以就在上驷院设立了一个绰班处，翻译过来就是正骨科。

"宫廷正骨"从人才选拔到成为正骨医生都是有条件限制的。首先必须是满族或是蒙古族，主要从皇帝侍卫官里挑选，不选汉族。这

些人被选拔出来后，按照传统的师带徒模式学习正骨，有严格的考核。根据故宫博物院现有资料记载，第一代正骨医生是德寿田。之后的正骨医生分别为桂祝峰、夏锡五。夏锡五的姓名被正式记录在官员花名册里，其他信息包括夏锡五所任官职、官阶等信息。当时清朝最后一任"蒙古长"就是夏锡五，类似于现在医疗机构中的骨伤科主任，也是最高负责人。宫廷正骨传承至今，有100多年的历史。

清朝灭亡以后，大量御医出宫。夏锡五亦外出诊病，到20世纪40年代，夏锡五自己开设了门诊，地址在宝玉胡同，名松山堂门诊部。夏锡五1949年开始带徒弟，如吴定寰，还有其他几个徒弟，吴定寰后来成了夏锡五女婿。

1952年诊所合并以后，成立了北京市第一门诊部（护国寺中医院），夏锡五在门诊部出诊，兼做顾问；同时也在积水潭医院、宽街中医院当顾问。夏锡五德高望重，当时国家设华北地区骨伤科主考官，夏锡五是唯一的一个骨科主考官。

1960年，夏锡五去世以后，护国寺中医院"宫廷正骨"主要由吴定寰还有他的几个师兄、师弟传承，共计四个人。他们把"宫廷正骨"技术中的一些精髓，如内服外用药、手法、夹板固定等传承了下来。吴定寰同时带了几个徒弟，有几个北京市的，几个院内的。"现在，我也带徒弟，本院跟师的有俩徒弟，外面也有。总体而言，本院带徒弟比较正规，本身非物质文化遗产项目要求师带徒传承，我们自己也有个传承体系"。

2."宫廷正骨疗法"的核心思想

"宫廷正骨"与其他流派不同之处在于服务对象不同。民间主要服务于普通民众；而"宫廷正骨"主要服务于宫廷王公贵族，不给一般老百姓看病。因此，宫廷正骨治疗手法和用药形成了自己的特点，如手法特色为轻、柔、透、巧，"轻柔透巧"是宫廷正骨手法特色概括。在操作过程中讲究使用轻、柔、巧等方法完成接骨，主要是让患者感觉不到痛苦，还要有良好的治疗效果。所谓"透"就是说这个大夫是有功力的，没有功力，起不到治疗作用。"透"的功力体现在手上，通过手中轻柔动作，达到治疗目的。

3. "宫廷正骨"的主要内容及传承

关于膏药制剂。骨科有两个外用药，一个是治疗跌打损伤的，叫跌打万应膏；一个治疗颈椎病。这两个方子都是从宫廷里传出来的方子，经吴老改进后，从1952年一直用到现在，治疗效果很好。原来，跌打万应膏制作工艺都是手工制作，提取手法特别，但是现在都程序化了。

2009年，"我又研制了一个治疗颈椎病的膏药，同时对腰椎病、膝关节疼痛有良好的疗效，叫通络止痛膏"。国家对这些制剂要求非常高，目前只是院内制剂，在医院内部使用。此外，还有两个口服用药，一个是正骨紫金丹，是传统药；另一个是健骨止痛丸，原来也叫吴氏骨刺丸，是吴定寰研制的，药监局规定不能用医家名字来命名药品，又改名为健骨止痛丸。

关于纸夹板固定。这是清朝宫廷里传下来的方法，用元书纸做夹板。元书纸看起来很薄，但是韧性特别好。对来本院看病的患者都用纸夹板固定，也有从其他医院转来的患者，会将石膏换成纸夹板固定。夹板固定具有轻省、透气特点，且不容易形成压疮，愈合快。由于随时可以调整松解，让关节不受影响，促进骨折处愈合，这种伤势经过诊疗之后恢复相当快；"如果用石膏，需要固定一个月不能动"。

关于练功方法。练功法也是属于宫廷正骨的传统技艺。练功是入门的一个基本要求，骨伤科大夫在治疗过程中用力比较多，尤其宫廷正骨要求用力要透。如治疗骨折时的手法，表面上看用力不大，但力量需要向里渗透。把力量作用到受伤点上去，医生本身是需要有功力的。"因此，要求年轻骨伤科大夫做一些功力锻炼，包括指力、臂力、腰力、腿力，这几个部位必须得有力量。"

二、"罗氏正骨疗法"代表性传承人罗金殿访谈

访谈背景：2010 年 4 月 20 日，在北京罗有明中医骨伤科医院对"罗氏正骨疗法"代表性传承人罗金殿进行了访谈。

1. "罗氏正骨疗法"概要

罗氏骨伤科创始人是罗有明。罗有明最早在 252 总后二分院当护理大夫，由于善于诊治骨伤科疾病而名誉京城，于是政府拨款为其建立了专科医院，称之为中医骨伤科医院。罗氏后人大部分掌握了其骨伤科治疗精粹。罗有明医院于 1985 年 7 月 13 日注册，这个医院是国家民办性质的医院，诊疗科目只有一个中医骨伤科，是一家传统的中医骨伤科医院。掌握医疗技术的大部分是罗姓人。

罗氏正骨法由 37 个基本手法，22 个触诊手法，100 多个治疗方法组成。治疗软伤是罗家手法的一大特色。患者对脊柱的软伤治疗拒绝手术，一般求治于中医传统手法。罗氏四大治疗手法稳妥可靠，无副作用，疗效显著，这种治疗手法已经在全国推广。罗氏正骨诊断是关键。"正骨要领，一般经过讲解与示范后都容易懂，但一上手往往又不得要领，关键在于参悟。"比如椎间盘突出首先是定位问题，治疗涉及角度、力点、量，这三者缺一不可，要不然疗效不会好。角度，治疗时候肘部永远保持四十五度。因为你要扳动患者，有的悟性强能做成，悟性不好的徒弟就做不成，角度偏了效果不好。角度不对，用力不对，不仅治疗不能取得疗效，反倒很容易使受伤部位肿胀起来。"治疗的宗旨是医生和患者要形成一个整体才行，这是罗氏正骨的精华部分。"

2. "罗氏正骨疗法"的传承

罗氏正骨的传人一般是通过家族认定。"罗式正骨疗法"要传下来，要求罗氏家族能在传承中给予认定。罗金殿说，关于传承情况，到我是第三代。带徒弟或者培训徒弟，一般要求先培训学习一个月，再到临床实习半年或者一年半的时间，基本上可以出徒。对学员的要求是必须要有中医基础，如果学员无系统学习过中医的经历，医院是不接受的。从罗氏家族传承来看，传承人最高峰时为13个人。现在罗有明已经去世，还有1人已经退休，罗家在北京地区有50多位传承人。"自从项目进入非遗名录后，陆续参加过朝阳区的义诊活动。在义诊活动的传承中，年轻的一代都参加过，如儿子、女儿都参加过义诊"。

三、"平乐郭氏正骨疗法"代表性传承人陈汴生以及管理者访谈

访谈背景："平乐郭氏正骨疗法"在传统医药非遗项目中，是唯一在异地传承的项目。它起源于河南，传承于河南与深圳。2011年10月11日，在深圳平乐骨伤科医院进行了深度访谈。

1. 郭氏正骨精神的延续

深圳平乐骨伤科医院创建于1986年9月，是国有卫生事业单位，以骨伤科为主，系中西医结合二级甲等专科医院。同时，也是河南省中医院、广州中医药大学等多所院校的教学基地。医院的精神是"弘扬中华骨魂，贡献平乐爱心"。以"爱事业、爱病人"为基本出发点，本着"能吃药的不打针，能开小口的不开大口，能简单的不复杂"的理念与原则治病救人，这是平乐郭氏正骨精神在深圳的延续和发展。

平乐郭氏正骨精神体现了中医传统文化，把医术看成仁术，讲究医者父母心。这种精神体现在对待患者的态度上，即"不分贵贱老

幼，病人至上"。当时，老院长在院里诊病，医院考虑到他高龄的原因限了号，"但只要病人没看完老院长就绝不下班，低血糖毛病犯了的时候，吃两块糖继续工作，直到全部看完病人为止，有时下午2点才能下班"。

2. 传承中加以创新

正骨医术之所以能够在深圳立足扎根，主要有独到的手法治疗。郭春园的手法治疗一次就见效。能够一次、两次解决患者的病痛，体现了其不可多得的价值。

"手法经皮钢针内固定"创新。平乐正骨非物质文化遗产传承的核心"第一是诊断，第二是手法"。陈汴生说，平乐郭氏正骨延续了郭老的诊断和手法治疗，从接诊病人一直到治疗结束，核心不变的是手法。如郭院长创新的"手法经皮钢针内固定"，用钢针，也用了内固定，但是它前面加了手法，这就延续了平乐郭氏的一个核心内容，手法是传统的，钢针以及内固定是创新的。南方和北方不一样，生活快节奏和工作快节奏患者要求早一点出院。在传统手法基础上，加穿针后，对于那些不稳定的骨折能够使它更加稳定，完成解剖对位。另外，用钢针内固定替代原来笨拙的外固定，进行了方法创新。

开展无痛整复。无痛整复，尤其是对骨折老年人和儿童进行整复时非常适合。骨折后局部充血肿胀疼痛，肌肉处于紧张痉挛状态。"开始牵引的时候疼痛，牵一会就不痛了，但是整复时候要改变位置，矫正骨折角度的时候，牵拉状态下麻药一打肌肉没有疼痛感了，便于骨折整复和操作，另外患者不喊不叫，家属也不着急。"让病人在无痛苦状况下，骨折得到复位。复位以后外敷三七散。三七散剂组成，80%的药物都有止痛作用，或者有间接止痛作用。

十三种内服制剂的改进。13种纯中药制剂是郭春园捐献的祖传秘方，是正骨法中用药的重要组成部分，临床疗效显著。不同的品种都有不同的适应证，医院制剂上报的时候，突出了南方地域气候这样一点，比如"黄芩胜湿合剂""葛根祛湿合剂"，这些方剂确实适用于南方，包括类风湿性关节炎、痛风、强直性脊柱炎、肩周炎等，首选"黄芩胜湿合剂"。颈椎病我们用的是"葛根祛湿合剂"。一个是注重滋阴养肾，一个注重祛湿清热，这就是十三种中药独特的特点。

3. 技法与精神的传承

陈汴生说，筋伤组主要做颈、肩、腰腿痛的治疗，所用手法老院长叫"推按法"。"我长期跟着老院长，在临床实践中耳濡目染了老院长的技法与精神"。当年，老院长带教中亲自趴下当模特，以感受学生手法和力度，然后再亲自传授学生。手法是治疗筋伤的关键，用它来治疗颈肩腰腿疾病疗效显著。我最近治疗过一个病人。患者 23 岁，女性。一周前，打篮球比赛时突然腰痛得站不起来，在一家医院躺了一个礼拜，还是下不了床，经 CT 诊断是腰骶椎间盘突出。专家会诊后确定让她做手术治疗，患者拒绝手术，120 就把她送到我们医院。"那时，已经是 1 点钟，我刚准备下班。病人当时一动不能动，一动就疼，躺在担架车上被送进来。我重新给她做了检查，诊断的结果不是腰骶椎间盘突出，而是第四腰椎小关节错位和右侧骶髂关节错位。经手法整复后不到 5 分钟，病人就坐起来了，陪同的人都很惊讶"。

4. 非遗保护提升了医院品牌

申报非物质文化遗产保护，为医院发展带来了新机会。我院非遗的成功申报，不仅提高了品牌形象，同时，也赢得了社会普通百姓以及政府的更多信任和关注。医院以此为契机，除了进一步做好平乐郭氏正骨医术的传承和保护工作以外，还在全院开展重点专科建设，促进科教研工作的全面发展。目前，医院有 1 个国家级重点建设项目，5 个省级重点专科，6 个市级重点专科，开展新技术研究达 190 多项，其中不少项目处于骨科前沿。今年 9 月，中华医学会疼痛学分会临床定点培训医院在平乐骨伤科医院揭牌，标志着我院疼痛学科研究已进入全国同行前二十名。对非遗项目的保护，不仅给医院带来了良好经济效益，更使深圳平乐郭氏正骨医术在患者中被传为美谈。在全国乃至世界多个国家的患者中都形成良好的口碑。日本、韩国、美国等其他国家久治不愈的患者有的会漂洋过海前来治疗。近年来，医院门诊量也不断攀升，现在医院每天的诊疗量在4 000人次以上，2010年的诊疗量是155万人次，300张病床的住院率从来未低过95%。

四、洛阳"平乐正骨疗法"管理者白颖等访谈

访谈背景："平乐郭氏正骨疗法"在全国传统医药非遗项目中，是唯一有异地传承的项目。因为它起源于河南，传承于河南与深圳。2011年6月21日，在洛阳正骨医院进行了访谈。

1. 平乐正骨历史渊源

白颖说，回顾平乐正骨保护的历史，它起源于清朝乾隆年间，创始人是郭祥泰。"因为时间久远，家谱中未记载他师从于谁。"但从家谱来看，在郭祥泰之前，他们家就有人行医，什么病都看。但到了郭祥泰，他专于骨伤病治疗，逐渐形成了自己的特色。至今已经有200多年的传承历史，已传承了八代。

平乐郭氏正骨历代传人医术精、讲医德，并且与历史名人有联系。光绪二十六年（1900），第二代传人郭树信医治过一个贝勒。洛阳解放的时候，解放军专门在郭家大院门口贴了个告示，曰："平乐正骨是我们国家的宝贵文化遗产，我军将士应严加保护。"中华人民共和国成立后，平乐郭氏正骨第五代传人高云峰受到国家领导人的亲切接见。

现在，洛阳正骨医院是三级甲等中医骨伤科医院，是全国中医骨

伤科医疗中心、全国重点中医专科建设单位、全国骨伤科医师培训基地、国家博士后科研工作站、国家临床药理研究基地。

2. 基于传统的创新——"洛阳皮瓣"

平乐郭氏正骨核心内容体现为整体辨证、内外兼治、筋骨并重。手法整复、夹板固定、药物治疗、功能锻炼是平乐郭氏正骨的精髓。洛阳正骨医院在全面继承老一辈医家传统医疗技术基础上，注重创新与发展，其中"洛阳皮瓣"是一典型范例。

洛阳皮瓣是医学皮瓣的一种，连骨带皮，胫骨皮瓣、腓骨皮瓣这两种皮瓣学术界合称为洛阳皮瓣。该技术是医院在 20 世纪 80 年代初期发明的，主要用于骨皮缺损、感染性骨髓炎及植皮、植骨的治疗。在运用感染性骨髓炎的治疗方面更有特色。对于严重车祸以及有严重骨髓炎的骨科疾病，运用皮瓣技术均能达到很好的效果。它主要解决皮肤骨骼缺损及供血不足的难题。如严重的车祸，"骨头碾碎、肉碾飞"。对病人来说，洛阳皮瓣好处在于接骨头、修复肌肉和血管，免于残废。医院应用洛阳皮瓣已有近 30 年历史，治疗了四五千例病人，临床疗效显著，减少了伤残率；同时结合中医药的治疗，提高了临床疗效。2007 年被评为中国中西医结合学会一等奖。

五、"蒙医正骨疗法"代表性传承人包金山访谈

访谈背景：2010 年 6 月 28 日，调研组一行深入通辽市科尔沁左翼后旗，就"蒙医正骨疗法"对相关传承人进行了深度访谈。

包金山说，蒙古民族的蒙医正骨术是从萨满（"博"）治病发展而来的。

蒙医正骨术顺应人与自然的关系，以手感功能和巧妙手法结合为主；以喷酒按摩为特点；以对症用药、调节饮食、功能练习、沙袋挟

挤、牵引及护理为内容；以"天地人和"的自然、绿色、无创伤治疗理念为基础。重视和调动患者自愈潜能，使患者心理产生强烈的自我修复欲望。它消除患者各种杂念，并能够转移因骨折而带来的忧虑和焦急情绪，产生自信，进而起到奇特的疗效。包金山说，蒙医正骨复位，特别采用喷酒疗法。喷酒，就是医者用嘴把嘴里的酒喷到患者骨伤脱臼部位，喷酒技术将酒喷出雾，喷酒时有类似于吹口哨的声音。遵从意到、声到、气到、酒到、药到的原则。以声带气，血随气行，以达到治疗骨伤的目的。酒为食物之圣，酒与药能疏通气血。医生将自己的元气给予患者，减轻了患者疼痛。"喷酒"后用手法复位。最多三分钟，复位即完成。复位完成后用小夹板固定并结合牵引。骨折后引起各种痛苦，使用喷酒法后治疗，患者心里舒服，复杂的心情消失。同样是35岁的男性患胫骨粉碎性骨折，如果用现在的手术方式固定，至少需要两次手术，甚至四次。包氏正骨疗法用手法复位、夹板外固定、喷酒按摩、对症用药、调节饮食、合理锻炼等这六步骤治疗患者，一般情况下二十余天就能让患者行走。

六、"蒙医正骨疗法"代表性传承人包占宏访谈

1. 蒙医正骨经验

穴位按摩融入于骨折整复手法。比如，前臂骨折可以从八邪穴往上，用揉、按、推等手法。复位后马上就开始消肿。若不按摩，有可能十天后才能消肿。按摩可节约一半的时间，四五天就能完全消肿。我命名骨折端为阿是穴，在骨折端用压垫压好后进行捏拿。骨折端也要进行捏拿，打好夹板，在夹板上捏拿。就是说夹板上面也要捏一捏，拿一拿，促进血液循环，让骨折端纤维位移，骨折接好后，经过捏拿纤维位移后，骨折愈合得快。非骨伤科医生，在进行捏拿过程中，可

能会出现位移会越移越远的情况。科尔沁正骨的治疗是动静结合。治疗骨折的时候，心里要有这个概念。"比如，小腿骨折的病人躺在这儿，你进行骨折手法整复的时候，只检查骨头还不行，还要检查外表的肌肉。"

肘关节很少出现侧方脱位，都是后方脱位。"病人手里拿着电锤，手往后甩的时候锤子掉在地上了，就这样肘关节一下就侧方脱位了。"肱骨髁往一面出去，尺骨鹰嘴到侧面了。侧方脱位用什么手法，后方脱位用什么手法，都靠自己的感觉。根据脱位的方向和程度，确定整复手法。不管是什么骨折，骨折后越早治疗越好，按着折出来的路线复位是最好的。如果违背折出来的路线复位，肌腱和肌肉被夹上，复位就复杂了。"所以别人治疗未能治愈的，我们再治疗，难度就加大。但是这种情况也是可以治疗的。"

陈旧性骨折是在治疗时，接错位或解剖对位不对造成的。过去的民间医生，会拿锤子给他打开再重新接。现在也可以这样做。骨折整复后成角的治疗，首先把成角的角度再加大一些，然后再给复位回来，再用加压垫捆绑。"并不是直接用铁锤子，为了减轻患者疼痛，在哪个位置检查好，就在那个部位上面砸一下。"

2. 蒙医正骨诊断

包占宏谈到，"先祖娜仁·阿柏诊断骨伤时要听有没有骨擦音"。骨擦音、畸形，这都是诊断时用的。现在都用 X 光，拍片看得非常清楚，但是即使不拍片，通过对病人的第一印象，心里就有一个初步诊断，知道哪个位置有问题。父亲看诊，第一眼看到病人，就可以判断出病人腰椎哪里有问题。有一个病人第二胸椎稍微滑脱，用 X 光片、CT 都做不出来。但即使病人蹲着，后背疼得也不能承受。我用手法按后，发现这只是很简单的一个病例，就用一个很简单的复位，"用膝盖一顶，咔的一声，就感觉胸椎一下子进去了，病人马上就好了"。诊断非常重要，准确诊断治疗才会有效。

3. 蒙医正骨项目的传承与保护

科尔沁正骨传承选拔弟子是有标准的。第一，他应该是热爱正骨事业并想成为一名正骨医生。第二，要心地善良。医德和医术二者应兼具，医生必须把医德和医术结合起来。想做一名蒙医骨科医生就不能好色、贪财、嗜酒，同时要医德和医术兼具、头脑聪明、有良好的心理素养。与时俱进。在 20 世纪六七十年代，正骨治疗的（患者）一般都是骑马或骑毛驴摔伤的、摔跤摔伤的患者。当今骨折损伤脱位都是机械性的。所以在这种情况下，正骨技术要根据社会的发展不断去创新。

纯洁队伍。科尔沁地区民间的正骨大夫都是私人大夫，没有统一的管理。在科尔沁左翼后旗进行过两次统一考试，纯洁了蒙医骨科大夫的队伍。

及时培训。随着时代的发展，技术和素质上的缺点逐步显露。比如，老年人患的桡骨远端骨折合并尺骨小头脱位，手术后多数患者留有残疾。这种骨折，如果用科尔沁蒙医正骨的治疗方法，只须用小夹板固定 21 天。取下夹板后，功能即可恢复。现在的大夫靠西医诊断，不管哪种骨折都以看片子为准。"把过去眼看、手摸、心想的诊断方法抛弃掉。桡骨远端骨折在片子上显影，但尺骨小头脱位在片子上不显影。因此，光靠影像片子诊断也容易漏诊。"所以我们要及时进行规范化培训，时刻铭记眼看、手摸、心想相结合的诊断方法。

第五节　中医药文化

同仁堂中医药文化代表性传承人金霭英、芦广荣、赵小刚等访谈

访谈背景：2006年同仁堂中医药文化进入国家级第一批非物质文化遗产名录，2011年6月1号，调研组一行对同仁堂代表性传承人进行了访谈。

1. 对同仁堂中医药文化内涵及核心思想的理解

金霭英谈到：第一，药品体现了同仁堂的思维方式与价值观念。同仁堂供奉御药从雍正元年开始至1911年，有近200年历史，经历了乐家8代人。同仁堂整理配本有文字记载的共计3次。康熙四十一年，同仁堂在前门大街建店。康熙四十五年，建店四年后第一次系统整理配本《乐氏世代祖传丸散膏丹下料配方》，整理363个品种。第二次是乾隆二十九年前后，系统整理的配本有449种。第三次是同治八年，整理配本有495种。整理配本的过程实际是在不断优选处方的过程。同仁堂优化处方主要是借助药目来完成的。药目以"一成药一条目"的形式，只记载药名和功用主治，起到广而告之作用，人们根据药目主治功用决定买药。药目用完以后不断被再印刷。其中，药目中专列有"杂治门"，所列药品有二三十种。随着时间推移，"杂治门"中的有些药品会被逐渐移至其他门类中固定售卖，而有的药品则逐渐被淘汰，如此，同仁堂得以不断优化处方。经过几百年对配方的优化筛选，同仁堂确有一批疗效确切的处方被保留下来。这些保留下来的配方既有古方，也有经验方。根据清宫档案记载，清宫中就有同仁堂425个处方。

第二，供奉御药。根据四百份御药房档案整理结果可知，同仁堂供奉御药具有几个特点。首先，以生命担保药品质量的担当与责任。乐家人必须写担保，签担保书。药送到御药房之前，皇上和太后要御览档案，御览准奏后才能核配，药品监管体系十分健全。制药银两必须在药品被用完之后才准许结算。最早是一年结算一次，后来改为一季度结算一次。经费结算的流程除内务府大臣总签以外，前面还有十五六个人要签字。其次，就是以疗效为核心的质量文化。同仁堂用的药是最好的药，要求上等、纯洁、地道。用五种办法来清洗，洗完之后去掉非药用部位，如远志去心，皂角去刺，陈皮去掉里面白色的纤维。再次，诚实守信。同仁堂的诚实守信就是无论遇到多大困难，也要给宫里写呈文，在宫里未批回呈文之前，供药时间不能更改，药品质量不能降低。从雍正九年一直到同治五年，135 年药价没变过。

第三，家族约定。家族约法三章，其一，只能有一个同仁堂。如果开乐家老铺，就用"乐家老铺，灵兰秘授，琼藻新栽"，如永仁堂、乐仁堂、达仁堂，到中华人民共和国成立前就有 41 家。大家可以共用一个乐家老铺，但必须用同仁堂的传统配本，这是家族约定。其二，药目和配本分别管理。配本由乐家人管理，是核心机密；而药目是广而告之的。其三，制药有一套严格的工艺流程，能够保守工艺机密。药材前处理主要是掌握粗料的处方，研配掌握细料的配方。每一粗料的重量以及粗料兑入的细料配比，谁都不知道。再者，职工一辈子只做一个工种。如在前处理的只允许做前处理；打丸的只打丸；做研配的只做研配。几百年来，内部没有泄露处方。

2. 中华人民共和国成立后同仁堂的变迁

同仁堂的文化内涵也体现在药材与炮制上。第一是药材，第二是炮制技术。关于同仁堂炮制，金霭英说，"1959 年，我们对同仁堂炮制技术一一加以考察，坚持了的就打钩，没坚持的就打一个叉，结果是约80%还在延续使用"。药材前处理共有52个加工办法，前处理是核心技术，所以乐家没有留下文字记录。1959年，老药工总结同仁堂的传统炮制方法，将这些内容进行了出版发行。

从1993年到1998年，同仁堂将其品种进行整顿。那时候，将同仁堂的传统配本全部往《药典》上靠，否则，同仁堂四五百个品种就处于不能生产的局面。名称往《药典》上靠，处方往《药典》上靠。结果是同仁堂药品有改名称的、有改配方的、有的连处方和名称都改的，这些占到同仁堂生产药品的将近70%。"当时我们想得很简单，不管怎样，先把同仁堂的配方保留下来。"

同仁堂最早出口是在天津口岸，那是1950年前后，1997年，同仁堂得到出口自主权。同仁堂改制以后，截至2010年12月，同仁堂的零售终端有1 372家，同仁堂不断开发海外市场，现在的销售规模大概是130亿，利润13亿。

3. 关于"药德"内涵，主张药材的辨识传统与现代相结合

芦广荣说，原料药是第一个必须把关的地方。工艺再好，原料不行，疗效也不行。"原料是质量的源头"。"药德"是指"药本身就是质量第一，有质才有量，没质就没量"。药的验收只看质量，实际就是对药品质量负责的一种责任心。不管生人熟人，"质量第一，只认货不认人"。

"把不好细料药的关，以假乱真，是人命关天的事。"细料药比较贵重，量也少。要是从细料上开始疏忽，做成的药质量就差了，如果细料药再掺假，就更成问题了。做药"要有药德"。细料来了得挑选，如牛黄就得把次品全都挑出去。不只是细料，所有的原料药都这样要求，要从源头把关。同仁堂做药，原料药材要把关，药材加工成粉也得把关化验。有时候原料合格了，但是打成面，就有可能不合格，到活团工序的时候，已经是半成品了，还得化验，到最后出厂的时候还

需要再化验。就是说要保证产品合格就要走这么多道手续。同仁堂能够延续这么多年，关键在于质量的把控。从原料、半成品，到成品，每个环节都要有保证。工艺不保证也不行，只能像这样一步一步地化验完了再出成品。

药材的辨识原来我们用五官看，眼看手摸鼻闻口尝，后来技术发展了，就开始用实验室理化设备检查，现在是理化和五官结合。有的原料药可以理化检查，有的则不能用检查的方式。像虎骨其实就是含磷。野山参和移山参也不好进行理化检查，其实就是都含皂苷，用仪器检查却都是合格的。如用仪器检查人参芯比人参含的皂苷还高，但是传统理念认为人参芯是次等货；按理化检查，它的成分最高。所以，同仁堂主张传统方法与现代检测相结合，将传统五官方法与实验室检查相结合进行药材的辨识。

"我现在对药很害怕"，因为现在假药做得特别逼真，比真的看着还好。"所以就需要我们有责任心"。中药不能与西药比较，也不能向西药靠拢，"我是很反感这个事情的"。西药两三年就被淘汰不用了，但是中药不是化学药品，全是天然原材料加工而成，没有说几年就被淘汰的。药政部门说西药便宜，中药贵；要求中药降价，一旦降价，药品质量就没法控制了，药越贵，越做假。

4. 师带徒的核心是带思想与带技术

芦广荣说，我十几岁来到同仁堂，作为一个传承人，是中华人民共和国成立后第二批被带出来的徒弟。1959 年的师带徒也是按照"传、帮、带"的"三年零一节"来算，我被师傅带了三年。从做徒弟开始，就本着同仁堂"质量第一"的要求。"师傅讲带徒弟要带思想、带作风，再带技术。"徒弟尊敬师傅，要给师傅端茶倒水，技术上必须按照师傅说的去做。传统带徒弟的方法是凭五官，眼看、鼻闻、手摸、口尝，师傅干的时候就教给你，边干边学，学习很艰辛。"像一些药材，有的很脏，有的很臭。"

"带徒弟要有为人民服务的思想，有责任心，作风就是工作作风。"过去带徒弟，必须是干中学。"就是去仓库，天天跟着去，徒弟必须跟着验货，拿货。""师傅说这个不行，你再去拿，不管多么腥臭的东西都要验。"以前带徒弟是在实践工作中带，徒弟验收完了，师傅还得再验一遍，验完了就要负责任了。师傅带徒弟的时候严格要求，不能有一点马虎。师傅当时就告诉我说"可能""大概"是不行的。"你就告诉我行还是不行。"带徒弟时强调的就是"责任心"。

带徒弟的原则是师傅愿意带，徒弟愿意学，两方面结合，领导再批准。领导批准之后，才正式确定师徒关系。专业知识就是学习质量验收，甄别假冒伪劣产品。上课的内容主要是讲真货、假货、药品的优劣形态，药品的道地性以及来源等。"必须要天天干，带徒弟讲究实践中学习。"带徒弟还需要因材施教，"我带这么多徒弟也就能出来几个"，徒弟要勤奋好学，还要有悟性。

芦广荣谈到，传承方式虽然不变，但同仁堂也存在"人才流失"现象。如我专职做质量验收工作，但徒弟们没有，他们很少专职做。同仁堂虽然一直坚持师带徒的模式，但是有的徒弟因工作需要就被调走了，很少专职做这项工作。其次，同仁堂还存在人才断层的现象，中老年的徒弟比较多，年轻人不选择这个专业，"因为年轻人没有基础，学不进去"。

5. 关于同仁堂的诚信问题

1980 年在〔80〕京药办 14 号文件中，规定同仁堂 22 种传统优质产品的配方，原料标准、工艺以及质量规范。把配方的传统品种定出所用原料的等级，专采、专库存放。从源头定等级进行层层把关。为了实施此项规定，还有一个同仁圆章。同仁圆章是同仁堂制药厂执行该文件的一个操作办法。

"我们那时候管质量大部分都在仓库里，这就是源头，既然收了药，就得保证同仁堂的用药严格按照配本用药。"如羚羊角，分一、二、三、四等，配本用二等，那你就得用二等，都是明文形成的。远志去心这个工作很烦琐，但还是一直延续下来。同仁堂用药还是按照传统工艺执行。说地道药材，像挑药，"牛黄来了，几十斤，真是一个一个地挑，汗流浃背，也得耐着性子一个一个地挑，不然不合格不行啊"。加工药材都是自己亲自加工。"人参的话，要是浆皮多了、小枝多了，含量就不够，都得打出去"，不是说来了货，抽检一下就行了，都得按比例验收。现在验货是按 100 件抽 5 件的标准来验收。

6. 同仁堂中医药文化保护遇到的问题

金霭英谈到，国家的文件和资金都到了，同仁堂也做了很多工作，从传承人的角度来说，宏观政策很好，微观实施操作十分不到位。现在必须要用国家法定标准，不用就是违法。目前，大环境政策很好，但是客观上并没有解决真正问题。如配本，同仁堂传统配本有近五百种品种，但不能生产。药品注册管理办法里有一个补充规定，让同仁堂报材料，同仁堂必须说清楚五百多个品种是怎么发展过来的，同仁堂可以说得很清楚。同仁堂所有品种出处很清楚，而且经过这么多年，同仁堂能够拿出一直在生产证明，从来没停过。

关于保护，保护需要保护中医药的环境。成本上升，价格下降，药材市场混乱不堪，资源匮乏，"这对保护不利，也看不到保护的希望"。如从 1996 年开始启动现代中药的研究，到现在也不明白现代中药的方向到底是什么，所研发的现代中药中医医生不用，用的全是西医大夫。中医走天然植物药研发的思路，最后统计的结果是生产的中药西医用了 80%，这个结果让人十分担忧。

作为企业，最近同仁堂在思考一个问题，传统中药就是丸散膏丹，能不能再提高疗效，不把它变成提取物，也照样能提高疗效。黄连上清丸列入"973"的基础研究项目，把牛黄上清丸变成微丸，本身牛黄上清丸的效果非常好。丸散膏丹改剂型，做片剂最早的是同仁堂，但是现在几乎没被留下来，国家资助了上千万上亿的经费，很可惜。"现代中药的发展，你不进入它的模式就得不到经济效益，进入现代的模式后发现它不是中药了，这个矛盾让我们非常困惑。"

2010 年 10 月，同仁堂的文化传承中心成立了。到现在才半年多，现在还没有形成文化传承必需的工作模式和工作程序。"作为国家有难点，作为企业也有难点，都需要静下心来，不要浮躁。""中医药文化本身是多年沉淀下来的，不是浮躁的东西，谁干，干什么，怎么干，要回答这个问题，只能企业回答。"关于同仁堂中医药文化，有这么多年的文化积淀。认识一个文化需要花时间研究它，如御药房档案，已经研究二十几年了，真要研究，确实需要花大功夫，要透过现象将文化内涵抽提出来才行。

7. 同仁堂现代化研究遇到的瓶颈

田瑞华谈到，现在并没有理解中医真正的内涵。现在科技部的项目无论重新申请或者是滚动，评审的专家大部分都是用植物化学思想来研究中药的。"我是 1982 年分配到同仁堂，大学毕业后，待了八年多，出国到日本又待了八年多，又回到同仁堂。"实际上，我在同仁堂继承了很多东西，20 世纪 80 年代很多还是手工的、传统的，一步一步地都跟工人学过。"六味地黄丸，六味药材，以成分来定好坏。能不能从综合角度来判断好坏，不只是成分"，希望国家能有一个综合性的评价。

同仁堂科研人员申请经费特别困难。"有时候，你想做点什么，专家审核的时候十分详细，最后同仁堂没拿到项目，技术核心变成了人家的。"国内是这样，国外也是这样。"比如跟日本合作，做了一半，人家没消息了，结果到日本访问后发现，人家都开始卖产品了。"

再如牛黄清心丸，牛黄清心丸是《药典》（加局方），含朱砂、雄黄的，但是同仁堂的牛黄清心丸不含以上两味药，不含的话功能主治肯定不一样。"在日本和东南亚都叫科学凉茶，就是亚健康状态下消除疲劳的，日本就用这个，饭前桌上切开四瓣，一人一瓣就算一个礼物，包得很好看。"但是《药典》中的功用主治一直都没改过来，最近还要做实验，"他们给我提供的资料，我一看临床验证还是以前脑中风之类功用的"。总之，对中药现代化尚感觉比较迷茫。

后 记

《传统医药非物质文化遗产保护理论与实践》一书的撰写是我多年的心愿，尤其是当前中医药界从事这方面研究的学者青黄不接，这本著作的出版显得尤为必要。

多年以前，传统医药非物质文化遗产保护还是一件新生事物，对于保护什么、如何保护，学术界不清楚这个问题。

2003 年，联合国教科文组织制定的《保护非物质文化遗产公约》指出"保护"指采取措施，确保非物质文化遗产的生命力，包括这种遗产各个方面的确认、立档、研究、保存、保护、宣传、弘扬、承传和振兴。而恰巧我从 2004 年以来，研究的课题就一直是围绕着"保护"进行的。

2004 年至 2005 年，我参加了由国家中医药管理局苏刚强司长倡议的"中医药传统知识保护"课题，该课题由中医药界学者、法学界学者共同完成。法学家李顺德教授给我留下深刻的印象。课题在李教授引导下，比较清晰地回答了中医药传统知识是什么、有什么、怎么样的几个关键问题，并针对性地提出了保护措施与建议，是迄今为止尚不能被超越的一份研究成果。

2005 年 9 月，在国家中医药管理局沈志祥司长带领下，我参加了传统医药非物质文化遗产申报与保护工作。当时，中医局将办公室下设到中国医史文献研究所，我作为办公室副主任开展了一系列对传统医药非物质文化遗产的研究、申报与管理工作，尤其是直接参与了传统医药第一批非物质文化遗产的申报与管理，获益良多。当年，为了能够完成任务，学者们周六、周日都在加班，沈司长周六亲自看望了大家，至今记忆犹新。2006年第一批国家级非物质文化遗产项目申报成功后，我即开始了针对项目的调研与研究。

2008年至2009年，我承担了北京市中医局的关于北京地区代表性传承人调研课题，调研了北京市11个项目23位传承人，摸清了北京地区中医药非物质文化遗产项目以及传承人的相关生存、传承等情况。

2009年至2011年，针对进入国家级保护名录的传统医药项目，我带领团队分别对西藏、青海、内蒙古、河南、广东、山西、北京等地区的项目展开调研，并对传承人以及项目管理单位的管理者进行了深度访谈、录音录像，获得了十分丰富的第一手资料。

2012年至2014年，我承担了中医科学院的针对非遗项目的立档保护研究课题，研究了立档的概念、内容以及如何立档，并对立档的作用等相关问题进行了深入探讨，在示范性地对12个国家级的非遗项目进行立档研究基础上，提出了"三层次、两形态、三要素的保护理念和关键技术"，为传统医药非物质文化遗产项目的技术保护提供了依据。实现了立档保护的方法学创新，解决了传统医药非物质文化遗产一直以来悬而未解的"保护什么"和"如何保护"的关键问题。

任何事物的发展，总是绕不开保护、继承与发展的主题。传统医药亦然，一直面临着传统与现代，继承与发展的矛盾。今天的人们已然不是昨天的古人，时代不是昨日的时代。如何在发展中保持其传统的核心思想不变，延续固有文化基因的传承，是多年来人们一直努力的方向。如何在时空变化对人类个体带来的不可抗拒的影响下保持传统的生命力，贺学君教授在《关于非物质文化遗产保护的理论思考》一文中谈到，项目生命力是保护发展动力的问题。那么，传统医药的生命力何在？答案是在于临床疗效。而疗效的取得关键在于中医对生命与疾病认知理念的先进性与科学性。保护传统医药的生命观、疾病观、养生观、治疗观、用药观、制药观在临床与科研的运用，是延续发展传统医药生命力的有效途径。生命观与疾病观属于"道"的层面，而具体的技术内容构成"术"的层面。本书体现了生命疾病认知观念与主体技术内容的融合，从概念分类着手，落实到具体项目，层层深入，最后以全国非物质文化遗产国家级代表性传承人对传统医药发展的深邃思考作结，是一部理论与实践相结合的著作。

本著作是我十数年研究课题的成果体现。先后参加课题的分别有田芙蓉、何振中、顾漫、宋歌、程志立、宋白杨、罗琼、刘燕君、冀翠敏等。他们作为团队研究成员，贡献了智慧。20 世纪 60 年代出生的一代人，对工作具有高度服从性；而 20 世纪七八十年代出生的科研工作者，他们能够与我一同深入县城、乡镇一线，克服种种困难，奔波在野外考察，对他们的敬业精神，我深表钦佩与感谢。

本书第一章、第二章、第三章以及第五章由我撰写完成。第四章的案例研究部分是课题组在调研全国项目时基于各单位提供的基础资料进行撰写的。生命与疾病认知、平乐正骨、蒙医正骨，由我本人撰写完成；藏医药生命认知及炮制项目由宋歌撰写；中药炮制、四大怀药、罗氏正骨由罗琼撰写；阿胶制作技艺由何振中撰写；定坤丹及龟龄集由程志立撰写；宫廷正骨由刘燕君撰写；同仁药堂中医药文化由田芙蓉撰写。值得一提的是，以上项目的保护单位提供了基本素材，为相应章节的成稿奠定了扎实基础。

本书中第五章访谈精粹部分五易其稿。从 2019 年的年末到 2020 年新冠疫情将近结束的 5 月末，一直在修改这部分内容。主要难点在于反复阅读 10 余万字的访谈录音后，归纳整理出被访谈人的学术思想与见解，去掉口语化内容，并围绕学术理念与见解重新成文。如当时对曹洪欣、金世元、金霭英、芦广荣的访谈，我个人非常满意，本意想原汁原味地呈现他们的访谈内容与对当前传统医药发展时弊的阐论与建议，但由于不符合出版体例，最后不得不放弃原文照录的录音内容，采取"取其精华""择善而从"的方式，凝练被访谈者的主题思想，而将讲者的精彩语言以括号方式呈现。

此外，除了注重口述客观事实以外，在存疑学术问题的解决方面，统一采取进一步论证方式加以完成。如"喷酒""国教"等，均向业内学者一一求证；访谈中涉及的具体数据及具体时间、地址、事件等，亦分别与访谈对象本人再次核实。如"东阿阿胶"项目请秦玉峰进行了审稿，"四大怀药"项目请康明轩进行了审稿，"龟龄集与定坤丹"项目请柳惠武进行了年代时间的确认。

最后，这本书能够出版，要感谢编辑倪浩文先生。倪先生对出版著作严格要求，对本书一稿倾注了大量时间、精力修订；尤其对稿件几易其稿，每易一稿均秉持严谨细致的态度与作风，不放过任何可能存在的大小问题，提出质疑，体现了其高度的专业品质及渊博的学识。

这本书的出版，更离不开大家的倾情援助，感谢怀山堂生物科技有限公司的无私赞助。

中国中医科学院　王凤兰

2020 年 6 月